# Akupressur

## Heilsame Selbstbehandlung mit sanfter Druckmassage

**Über den Autor**

Dr. med. Bernard C. Kolster ist Arzt und Physiotherapeut. Er beschäftigt sich seit vielen Jahren mit den Themen östliche Medizin, manuelle Therapie und Naturheilverfahren. In den letzten Jahren hat Dr. Kolster mehrere Bücher und Filme in diesen Bereichen veröffentlicht, die sich sowohl an Fachpersonen als auch an interessierte Laien richten.

Bernard C. Kolster

# Akupressur

## Heilsame Selbstbehandlung mit sanfter Druckmassage

**Schmerzen lindern und Selbstheilungskräfte anregen**

- Fingerdruckmassage einfach lernen
- Selbst- und Partnerbehandlung
- Akupressurprogramme für die häufigsten Beschwerden

KVM

**Hinweis:** Die im vorliegenden Buch beschriebenen Anwendungen wurden von Fachleuten geprüft und für geeignet befunden. Alle Anleitungen richten sich an seelisch und körperlich gesunde Menschen. Für eventuelle Nachteile oder Schäden, die im Zusammenhang mit der Verwendung der im Buch gegebenen Hinweise entstehen, können weder Autoren noch Verlag Haftung übernehmen.


Gesamtherstellung: Könemann Verlagsgesellschaft mbH
Herausgeber: KVM Dr. Kolster und Co. Produktions- und Verlags-GmbH
Coverdesign: Peter Feierabend, Claudio Martinez
Fotos: Peter Mertin
Layout und Satz: Prinz und Partner
Lektorat: Simone Tavenrath, Sabine Klapp
Herstellungsleitung: Detlev Schaper
Druck: Sing Cheong Printing Co., Ltd.

Printed in Hong Kong, China

ISBN 3-8290-2738-9

10 9 8 7 6 5 4 3 2 1

# Video-Inhaltsübersicht

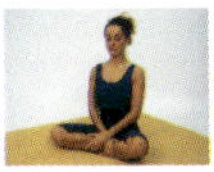
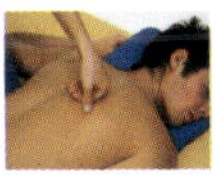
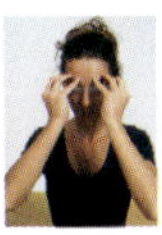
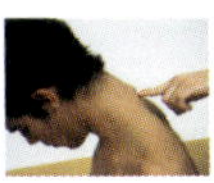
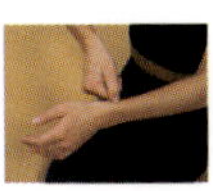

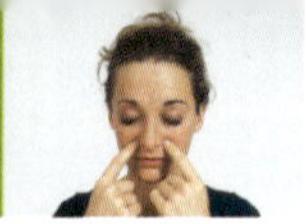

## Inhaltsverzeichnis

### Vorwort



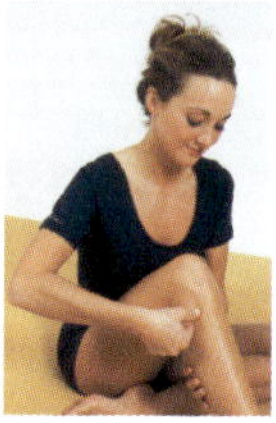

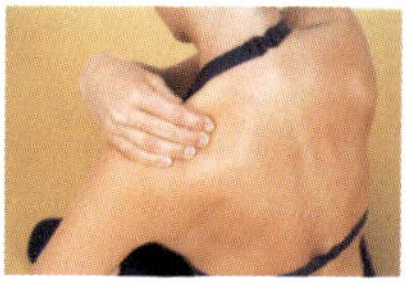

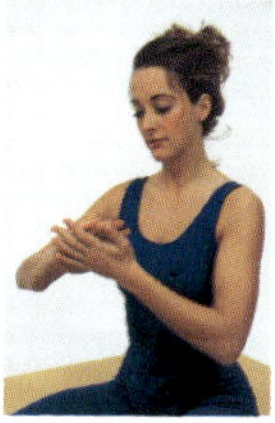

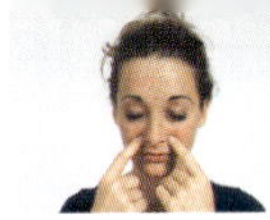





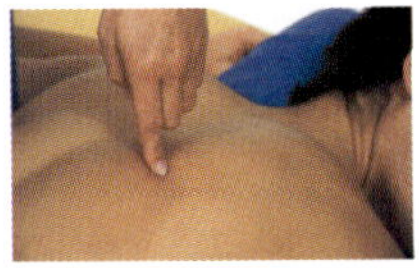



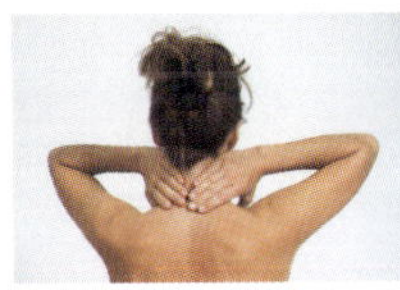

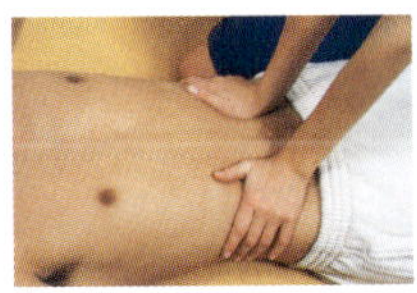

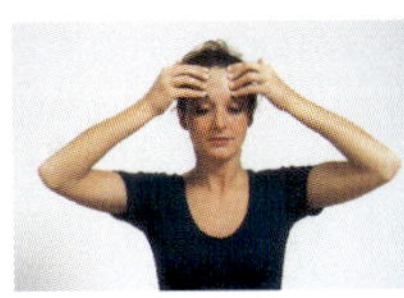

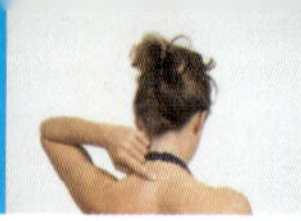

# Vorwort

## Körper- und Lebensenergien natürlich aktivieren

Können Sie häufig schlecht einschlafen? Leiden Sie unter einem „nervösen" Magen, oder ist Ihr Nacken oft verspannt? Befindlichkeitsstörungen wie diese nehmen in den letzten Jahren in den westlichen Ländern ständig zu. So sehr auch viele Menschen darunter leiden; solche auch als „Volkskrankheiten" bezeichneten Beschwerden werden häufig als normal akzeptiert. Menschen, die oft unter Streß stehen, oder die befürchten, ihren Arbeitsplatz zu verlieren, finden nicht die Zeit und die Kraft, sich um ihre gefährdete Gesundheit zu kümmern. Die auf dem Markt in großer Vielfalt erhältlichen Standardmedikamente ersetzen die eigene Sorge für die Gesundheit und wirken scheinbar zuverlässig und risikolos.
Wenn Sie sich nicht damit abfinden wollen, „nichts machen" zu können oder regelmäßig Tabletten einzunehmen, dann ist Akupressur vielleicht das Richtige für Sie. Als Bestandteil der Traditionellen Chinesischen Medizin ist es das Ziel der Aku-

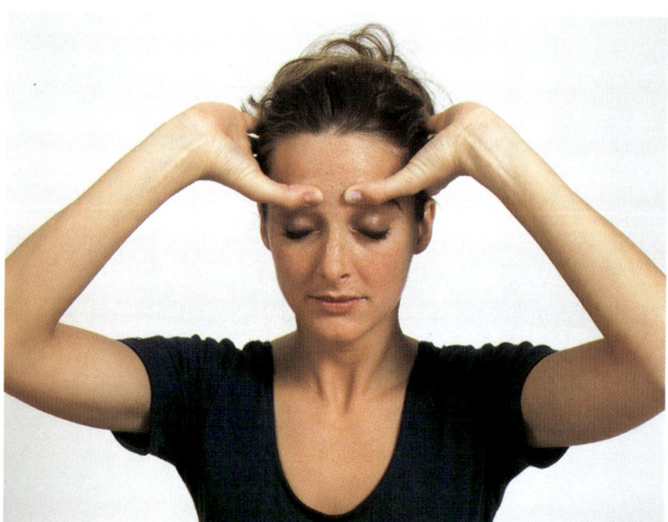

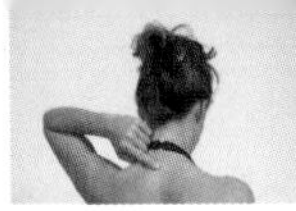



pressur, durch den Ausgleich der menschlichen Lebensenergie für ein harmonisches körperliches Gleichgewicht und damit für eine stabile Gesundheit zu sorgen. Sie bietet die Möglichkeit, das Wohlbefinden in die eigenen Hände zu nehmen, zur eigenen Gesundheit beizutragen.
Die Wirkung der Akupressur endet jedoch nicht bei der Vorbeugung. Wenn die eigene Gesundheitsvorsorge „versagt", hilft sie, Beschwerden und vorübergehende Schmerzen zu lindern und Heilungsprozesse zu unterstützen.
Schenken Sie Ihrem Körper mit richtig und entspannt durchgeführter Akupressur die Aufmerksamkeit und Pflege, die ihn gesund macht und gesund erhält. Sie werden feststellen können, daß Sie vor allem kleineren Befindlichkeitsstörungen, wie wiederkehrenden Erkältungen oder Schmerzen, nicht hilflos ausgeliefert sind.
In diesem sehBuch® finden Sie speziell zusammengestellte Akupressurprogramme, mit denen Sie gegen häufig vorkommende Beschwerden und Erkrankungen selbst vorgehen oder eine bestehende ärztliche Therapie unterstützen können.

Eine gute Gesundheit wünscht Ihnen
Dr. med. Bernard C. Kolster

**Wie Sie Buch und Video zusammen nutzen**

Buch und Video sind inhaltlich genau aufeinander abgestimmt. Um den größten Nutzen daraus zu ziehen, empfehlen wir Ihnen, sie zusammen zu verwenden. Am besten lesen Sie sich zuerst in die Grundlagen der Akupressur ein, die im ersten Abschnitt unter „Wissen" beschrieben sind. Anschließend können Sie sich im Video die Indikationen und Anwendungen anschauen, die Sie interessieren. Im Kapitel „Praxis" können Sie alle Anwendungen noch einmal nachschlagen. Die Kamerasymbole bei den einzelnen Kapiteln helfen Ihnen, beim Lesen problemlos die zur Anwendung passende Videosequenz zu finden. Neben den Symbolen ist die fortlaufende Zeit des Videofilms in Minuten angegeben. Stellen Sie einfach beim Einlegen der zurückgespulten Kassette den Zählerstand auf Null (Anzeige in Minuten), und spulen Sie die Kassette zu dem Stand, der neben dem Kamerasymbol angegeben ist.

Kamerasymbol

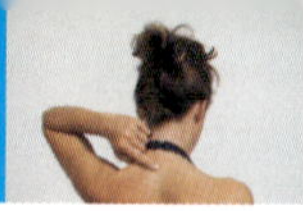

# I. Wissen: Herkunft und Wirkungsweise der Akupressur

Die Akupressur ist eine aus China stammende Druckmassage, die zur Harmonisierung des Körpers und zur Vorbeugung und Linderung von Beschwerden eingesetzt wird. Die moderne

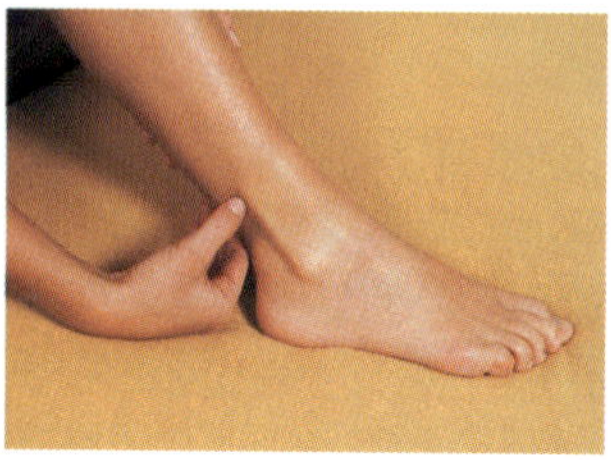

Die Akupressur ist Bestandteil der Traditionellen Chinesischen Medizin

Bezeichnung Akupressur ist dem Lateinischen entnommen: *aku* bedeutet Punkt, *pressur* bedeutet Druck. Bei der Akupressur werden also bestimmte Punkte oder Zonen des Körpers mit den Fingern gedrückt.
Die Drucktechniken der Akupressur sind ein Teil des Gesamtsystems der chinesischen Heilmassage, *Tuina* genannt. Wie die bekanntere Akupunktur ist Tuina ein Bestandteil der Traditionellen Chinesischen Medizin (TCM). Als medizinische Anwendung ist sie in China bereits im über 2000 Jahre alten *Huangdi Neijing* beschrieben, einer schriftlichen Zusammenfassung aller Erkenntnisse der chinesischen Heilkunst der damaligen Zeit. Die Heilmassage mit der Akupressur war vermutlich die Grundlage für die Entstehung der Akupunktur, bei der Punkte auf dem Körper nicht gedrückt, sondern mit feinen Nadeln gestochen werden.

## Die Grundlagen der Traditionellen Chinesischen Medizin

Jahrtausendelange Erfahrungen ergaben verschiedene Therapieformen

Die Traditionelle Chinesische Medizin ist eine umfassende, auf philosophischen Grundannahmen und jahrtausendelangen Behandlungserfahrungen beruhende medizinische Lehre, deren Wurzeln ungefähr 6000 Jahre zurückreichen. Mit den Elementen Bewegungstherapie, Massage, Kräuterheilkunde, Akupunktur und der Lehre über die gesunde Ernährung umfaßt sie ein Zusammenspiel verschiedener, sich ergänzender Therapieformen.

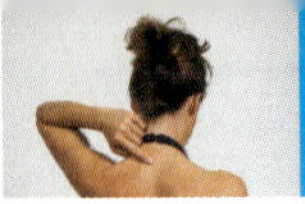



## Ganzheitliches Heilen

Eingebettet in ein philosophisches Grundkonzept, versteht die Traditionelle Chinesische Medizin jeden Menschen als harmonische Einheit. Der Mensch ist gesund, wenn sich sein gesamter Körper, alle Organe und Körperfunktionen, in einem harmonischen Gleichgewicht befinden.

Der Mensch ist gesund, wenn sich sein Körper im Gleichgewicht befindet

Krankheiten entstehen dieser Vorstellung zufolge durch Störungen des körperlichen und seelischen Gleichgewichts. Solche Störungen können durch äußere Faktoren wie zum Beispiel Kälte, Hitze oder eine unangemessene Ernährung, ebenso aber auch durch innere Faktoren wie Trauer, Niedergeschlagenheit, Schmerz oder Angst verursacht werden.

Prinzip der Traditionellen Chinesischen Medizin ist es, die durch äußere oder innere Faktoren verursachten Ungleichgewichte im Körper auszugleichen, bevor sich daraus eine Krankheit entwickelt. Diese Art von Medizin nennt sich präventiv, das heißt, vorsorgend.

Die vorsorgende Medizin ist daher die Basis des jahrtausendealten Systems der Traditionellen Chinesischen Medizin. Im Gegensatz zu den modernen Gesundheitssystemen war im alten China die vordringlichste Aufgabe der Ärzte, die Menschen zur Gesundheit anzuleiten.

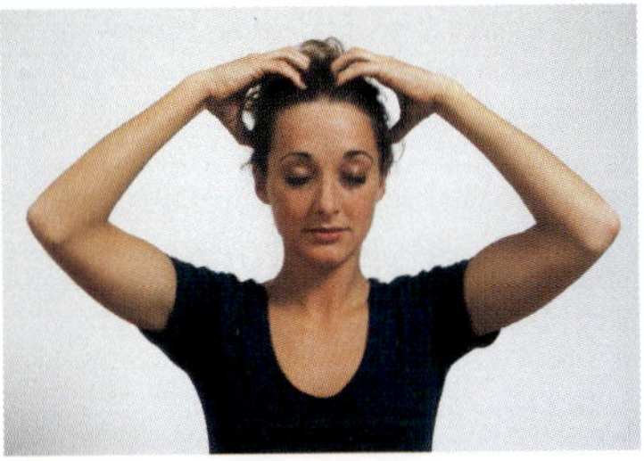

Für diese Aufgabe wurden sie entlohnt. Waren die Bemühungen eines Arztes nicht erfolgreich, und der Patient erkrankte, war die Behandlung der Krankheit kostenlos.

Ungleichgewichte ausgleichen, bevor sich daraus eine Krankheit entwickelt

In diesem Sinne wurden auch die Fähigkeiten eines Arztes beurteilt: Ein guter Arzt verhinderte das Ausbrechen von Erkrankungen. Ein mittelmäßiger Arzt hingegen behandelte bereits ausgebrochene Erkrankungen. In diesem Punkt unterscheidet sich die TCM grundsätzlich von den Schwerpunkten der modernen Medizin, die sich überwiegend auf die Behandlung von Krankheiten konzentriert. Bemühungen um Prävention und die Anleitung zur Gesundheit finden nur sehr langsam Eingang in die Strukturen unseres Gesundheitssystems.

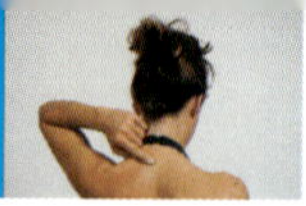

## Yin und Yang – Kräfte im Gleichgewicht

Die Lehre der TCM hat ihre Wurzeln im Taoismus, der ältesten chinesischen Naturphilosophie und Religionsform. Eine der Grundannahmen des Taoismus ist es, daß im Universum zwei entgegengesetzte Kräfte herrschen: *Yin* und *Yang*. Diese beiden Kräfte wirken in allen Dingen und Lebewesen des Kosmos. Beide sind entstanden aus einer einzigen Urkraft. Sie wirken zwar gegensätzlich, ergänzen sich aber gleichzeitig – die eine Kraft kann ohne die andere nicht sein.

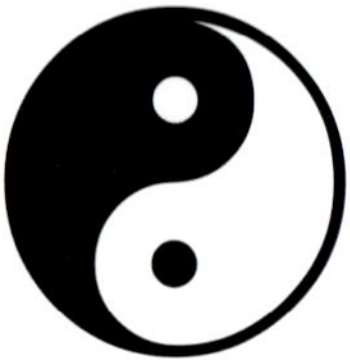

Das Symbol von Yin und Yang

Deutlich wird das im Symbol von Yin und Yang: Die schwarze und die weiße Fläche sind ineinander verschlungen. Zusätzlich unterbricht ein schwarzer Punkt die weiße Fläche und umgekehrt, was bedeutet, daß das eine immer auch in dem anderen enthalten ist.

Yin umfaßt in seinem Wesen die weiblichen Aspekte der uns umgebenden Welt, die mit der erhaltenden, ruhenden Kraft gleichgesetzt werden. Yang verkörpert dagegen das Männliche: die erzeugende, aktive Kraft. Alle Dinge und Zustandsformen sind im Taoismus Yin oder Yang zugeordnet. Auch im menschlichen Körper gibt es Funktionen und Organe, die Yin, sowie andere, die Yang zugewiesen sind. Nur wenn sich die Yin- und die Yang-Kräfte im Körper in einem Gleichgewicht befinden, besteht ein ausgewogener Zustand geistiger und körperlicher Gesundheit. Ein Ungleichgewicht von Yin oder Yang ist gleichbedeutend mit Krankheit.

**Beispiele für die Zuordnung von Yin und Yang im Körper:**

| **Yin** | **Yang** |
|---|---|
| weiblich | männlich |
| Schlaf | Wachsein |
| Ausatmung | Einatmung |
| Körperinneres | Körperoberfläche |
| Knochen | Muskeln |
| Ruhe | Bewegung |

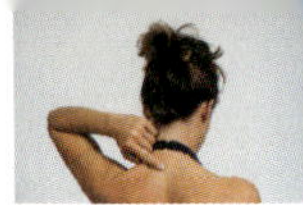



## Qi – Lebensenergie im Fluß

Der Begriff *Qi* (sprich Schi) bezeichnet ein weiteres wichtiges Element der TCM. Unter Qi wird die Energie verstanden, die den Mensch am Leben erhält. Den Vorstellungen der TCM zufolge erhält jeder Mensch mit seiner Geburt eine bestimmte Menge an Lebensenergie. Ist diese verbraucht, stirbt der Mensch. Das Vorhandensein der Lebensenergie Qi liegt allen fernöstlichen Therapien und somit auch der Akupressur zugrunde. Qi durchfließt den ganzen Körper und verbindet den Körper mit dem Geist.

Der Mensch verfügt über eine bestimmte Menge an Lebensenergie

Ist der ganze Organismus gleichmäßig von Lebensenergie durchdrungen, befinden sich Yin und Yang im Gleichgewicht: Der Mensch ist gesund. Verteilt sich Qi jedoch nicht gleichmäßig, so können durch dieses Ungleichgewicht Krankheiten entstehen. Ziel der TCM ist es, eine ausgewogene Verteilung der Energie im Körper aufrechtzuerhalten oder wiederherzustellen, um damit die Kräfte von Yin und Yang auszugleichen.

# Wie wirkt die Akupressur?

## Gestaute Energie zum Fließen bringen

Die Lebensenergie Qi zirkuliert nach Vorstellung der TCM im Körper auf bestimmten Energiebahnen, den sogenannten Meridianen. Diese unsichtbaren Bahnen könnte man auch als Kanäle der Lebensenergie bezeichnen. Sie liegen direkt unter der Haut und durchziehen den Körper wie ein Netz.

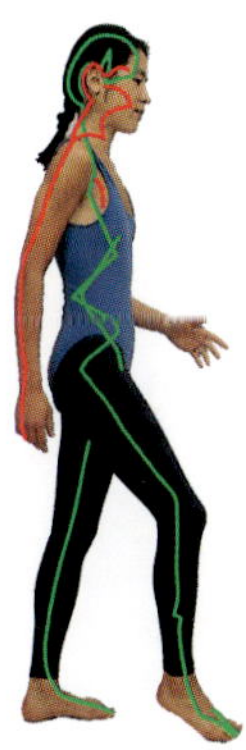

Die Lebensenergie durchfließt den Körper auf Energiebahnen, den Meridianen

Störungen durch äußere oder innere Faktoren bewirken, daß Energiekanäle an bestimmten Stellen blockiert werden oder „verstopfen“ können. Ein einfaches Beispiel zur Veranschaulichung

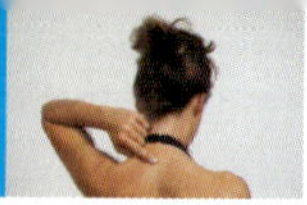

dieses Mechanismus stellt der Lauf eines Flusses dar: Das Flußbett entspricht der Energiebahn (Meridian) und das Wasser der Lebensenergie (Qi). Im Normalfall fließt das Wasser stetig in seinem Bett und bewässert die anliegenden Gebiete. Wird die Passage des Wassers durch einen Erdrutsch beeinträchtigt, kommt es vor dem Hindernis zu einer Überschwemmung. In den Energiebahnen des Körpers entspricht dies einem Überschuß an Lebensenergie. Hinter dem Hindernis kommt nun zu wenig Wasser an; die Felder drohen zu vertrocknen. Dies entspricht einem Mangel an Energie. Sowohl ein Überschuß als auch ein Mangel an Wasser bzw. an Lebensenergie beeinträchtigen das umgebende System. Im Körper äußern sich diese Störungen durch Beschwerden oder Erkrankungen.

Ein Überschuß oder Mangel an Lebensenergie stört das Gleichgewicht

Die Akupressurbehandlung konzentriert sich auf solche Punkte unseres Körpers, die „erdrutschgefährdet" sind, das heißt, an denen Energiestaus auftreten können. Ihr Ziel ist es, durch bestimmte Massage- und Drucktechniken der Haut Energiestaus zu lösen und damit den ungehinderten Fluß der Energie wiederherzustellen. Ist das Hindernis beseitigt, klingen auch die Beschwerden ab.

## Die Punkte und ihre Wirkung

Die mit Akupressur zu behandelnden Punkte werden Akupunkturpunkte genannt, da die Akupunktur auf den gleichen Grundannahmen und Wirkungsweisen beruht wie auch die Akupressur.

Die Akupunkturpunkte befinden sich in der Mehrzahl im Meridianverlauf (siehe S. 13) und sind über die ganze Körperoberfläche verteilt. Unter ihnen befinden sich einige, die bei Störungen oder Erkrankungen empfindlicher werden können.

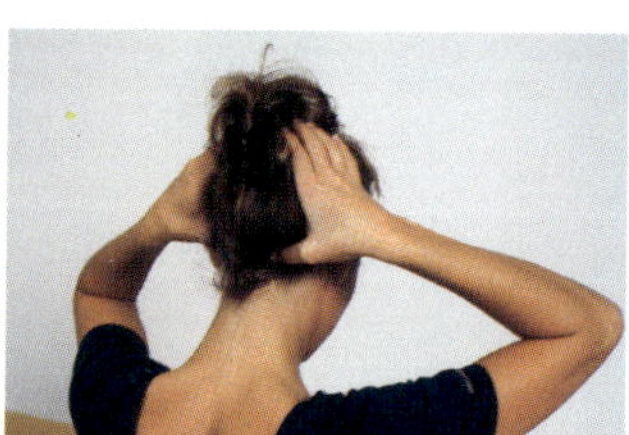

Manche Akupressurpunkte werden bei bestimmten Erkrankungen empfindlich

Diese schmerzhaften Punkte und Zonen werden in der Akupressur durch sanfte Druck- und Massagetechniken behandelt. Dadurch lassen sich Beschwerden und Schmerzen positiv beeinflussen.

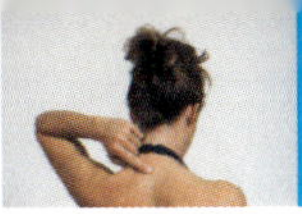


**Hinweis zur Bezeichnung der Punkte:**
Die Akupunkturpunkte können sowohl mit ihren ursprünglichen chinesischen Namen als auch mit modernen Abkürzungen bezeichnet werden.
Die Abkürzungen (zum Beispiel *Di 4* für den Punkt *He Gu*, auf deutsch *Tal am Zusammenschluß*) werden vor allem im medizinischen Bereich genutzt. Sie fördern die Übersichtlichkeit des Gesamtsystems, da sie neben der genauen Lokalisation eines Punktes seine Zuordnung zu einem bestimmten Meridian wiedergeben: *Di* steht für Dickdarm-Meridian, *4* bedeutet, daß dieser Punkt der vierte Punkt auf diesem Meridian ist. Da die Meridianzuordnung für den Einstieg in die Akupressur keine Bedeutung hat, werden in diesem Buch die ursprünglichen chinesischen Namen in deutscher Übersetzung verwendet. Die medizinischen Abkürzungen finden sich im Anhang ab Seite 81.

# Die Anwendung der Akupressur

## Einsatzgebiete und Grenzen

Akupressur ist eine Behandlungsmethode, die bei einer Reihe von Beschwerden erfolgversprechend eingesetzt werden kann. Eines der wichtigsten Einsatzgebiete dieser Methode stellt die Schmerzbekämpfung dar.

Schmerzen, Streß und Unruhe sind geeignete Einsatzgebiete für die Akupressur

Plötzlich auftretende Schmerzen wie zum Beispiel Zahn- oder Rückenschmerzen lassen sich mit Akupressur ebenso gut behandeln wie chronische Schmerzen und sogenannte funktionelle Störungen. Unter letzteren versteht man Beschwerden, deren Ursachen trotz gründlicher Untersuchung durch einen Arzt ungeklärt bleiben.
Neben den genannten chronischen und akuten Schmerzen wirkt die Akupressur häufig sehr gut bei unspezifischen Beschwerden wie Nervosität, allgemeiner Unruhe, Streßauswirkungen oder Schlafstörungen. Die spürbare Wirksamkeit einer richtig durchgeführten Akupressur bei den genannten Beschwerden macht sie allerdings nicht zum Allheilmittel.

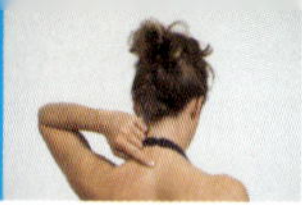

**Wann Akupressur Ihnen helfen kann:**
Die Selbst- oder Partnerbehandlung mit Akupressur ist eine sanfte Methode, Schmerzen, Befindlichkeitsstörungen oder vorübergehende Erkrankungen zu lindern und den Heilungsprozeß zu unterstützen. Beachten Sie aber, daß Schmerzen immer Warnsignale des Körpers darstellen. Bei ernsteren Erkrankungen mit Fieber oder anhaltenden Schmerzen darf Akupressur deshalb nicht als einzige Behandlungsmethode angewendet werden. Suchen Sie in einem solchen Fall einen Arzt auf, der eine Diagnose stellen und aufgrund dieser über die Art der Therapie entscheiden kann.

**Führen Sie keine Akupressur durch bei:**
- Schwangerschaft (siehe auch unten)
- allen akuten Entzündungen
- akuten Verletzungen der Muskeln, Sehnen oder Knochen
- fieberhaften Erkrankungen
- unklaren und starken Schmerzzuständen
- Bandscheibenvorfall
- Erkrankungen der Gefäße: ausgeprägte Krampfadern, Thrombosen, Durchblutungsstörungen
- Herzinfarkt
- Zustand nach frischen Operationen
- ausgeprägte Knochenentkalkung (Osteoporose)
- Entzündungen der Haut
- Verbrennungen und Erfrierungen
- Blutgerinnungsstörungen, Einnahme von blutverdünnenden Medikamenten
- Krebs

## Akupressur bei Schwangeren und Kindern

### Akupressur in der Schwangerschaft

Einige der Punkte wirken auf die Gebärmutter

Einige der im Praxiskapitel vorgestellten Punkte haben eine anregende Wirkung auf die Gebärmutter. Eine Massage dieser Punkte während einer Schwangerschaft kann möglicherweise Wehen auslösen. Insbesondere in den ersten fünf Monaten der

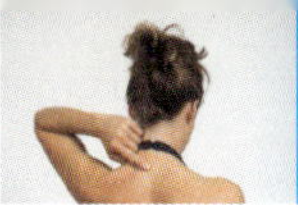

Schwangerschaft sollten Sie daher auf die Akupressurbehandlung verzichten. Wenn Sie dennoch eine Akupressur in der Schwangerschaft durchführen möchten, besprechen Sie dies mit einem speziell in der Akupunktur oder Akupressur geschulten Therapeuten. Lassen Sie sich genau zeigen, welche Punkte Sie massieren dürfen und welche nicht.

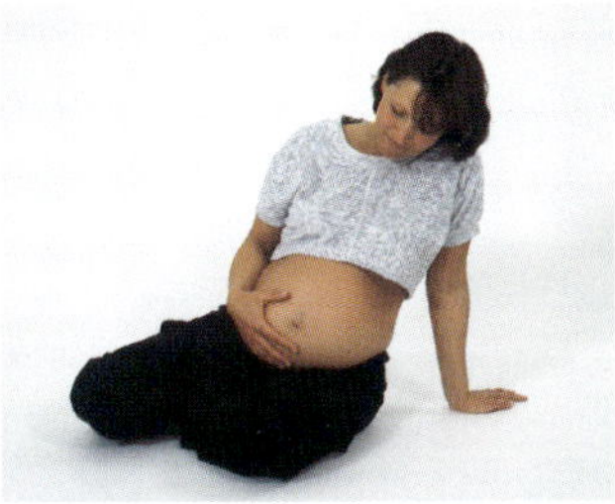

Beim Akupressieren in der Schwangerschaft ist Vorsicht geboten

Gegen Übelkeit und Erbrechen während der Schwangerschaft hilft eine Massage des Punktes Paßtor des Inneren (siehe S. 75). Die Behandlung dieses Punktes ist unbedenklich, da er keine Wirkung auf die Gebärmutter hat.

**Die folgenden Punkte sollten während der Schwangerschaft nicht behandelt werden, da sie eine anregende Wirkung auf die Gebärmutter haben und Wehen auslösen können:**

- Tal am Zusammenschluß
- Schulterbrunnen
- Angelpunkt aller Ursprünge
- Yang-Paßtor des Lendenbereichs
- Wasserwege
- Rückkehr
- Heranstürmendes Qi
- Kreuzung der drei Yin-Bahnen

## Akupressur bei Kindern

Die Anwendung der Akupressur bei Kindern ist grundsätzlich möglich; Kinder sprechen sogar recht gut darauf an. Wichtig ist jedoch, daß Sie keine Selbstdiagnose stellen. Erkrankungen sollten auf jeden Fall ärztlich abgeklärt werden, bevor Sie mit der Akupressurmassage beginnen. Ein mögliches und unbedenkliches Einsatzgebiet der Akupressur bei Kindern ist die Reisekrankheit (siehe S. 75).

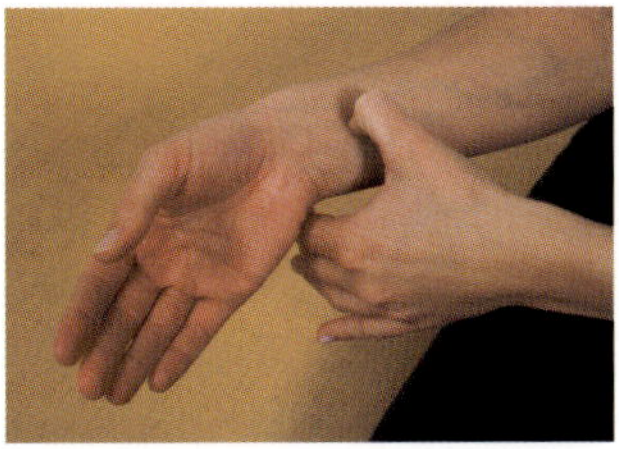

Der Punkt Paßtor des Inneren wirkt gegen Reiseübelkeit, auch bei Kindern

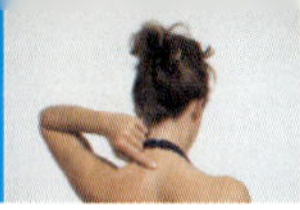

Bei Kindern verringern sich Dauer und Stärke des Drucks

Bei der Behandlung von Kindern verringern sich die für Erwachsene angegebene Dauer und die Druckstärke der Massage. Wenn bei Punktebeschreibungen Fingermaße angegeben sind, beziehen sich diese auf die Fingerbreite des Kindes, das Sie massieren.

**Hinweis:**
Grundsätzlich ist bei der Akupressur von Kindern besondere Vorsicht geboten. Massieren Sie daher sehr behutsam, und wenden Sie nur sanfte Techniken ohne großen Druck an.

## Dauer und Häufigkeit der Anwendungen

Stärke, Dauer und Häufigkeit der Akupressurbehandlung sind von unterschiedlichen Faktoren abhängig. Bei der Selbstbehandlung merken Sie selbst am besten, was Ihnen guttut. Spüren Sie, wann Ihnen die Druckstärke ausreicht, und orientieren Sie sich in der Häufigkeit der Massage nach Ihren eigenen Bedürfnissen. Wenn Sie andere Personen massieren möchten, finden Sie im folgenden einige Faustregeln zur Dauer und Häufigkeit der Massage.

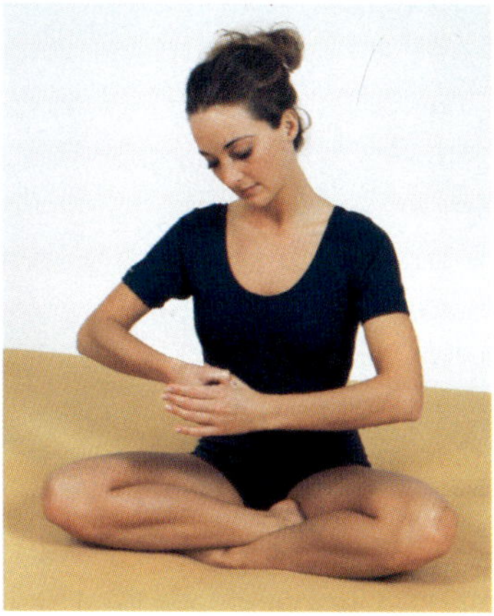

Bei der Selbstbehandlung merken Sie selbst am besten, was Ihnen guttut

Wie häufig und wie stark Sie akupressieren müssen, hängt zunächst von der zu massierenden Person ab. Kinder, ältere und geschwächte Menschen vertragen in der Regel nur eine sanfte Massage von kürzerer Dauer. Kräftige Personen können hingegen länger und häufiger massiert werden.
Ein ausschlaggebender Faktor für die Intensität der Massage sind auch die Beschwerden, die behandelt werden sollen. Lange bestehende Beschwerden (chronische Erkrankungen) werden seltener behandelt. Bei einer chronischen Erkrankung der

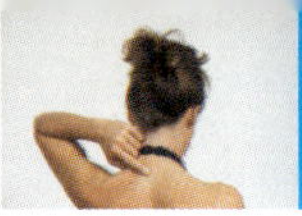



Atemwege reichen zum Beispiel in der Regel ein bis zwei Akupressursitzungen pro Woche aus. Die Dauer einer Massagebehandlung sollte hierbei zwischen 30 und 60 Minuten liegen. Anders sieht es bei akuten Beschwerden aus. Bei plötzlich auftretenden Kopf- oder Rückenschmerzen können bis zu drei Behandlungen täglich durchgeführt werden, bis die Beschwerden abklingen. Die Dauer der Einzelbehandlung ist dann aber kürzer, in der Regel reichen zehn bis fünfzehn Minuten.

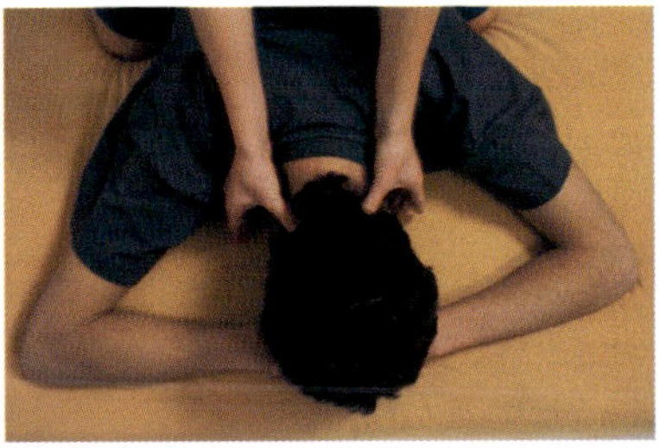

Dauer und Art der Akupressur hängen vom „Patienten" und von den Beschwerden ab

Manche Punkte erweisen sich mitunter bei der Massage als besonders sensibel. An diesen treten auch bei nur leichtem Druck charakteristische Empfindungen wie Brennen, Ziehen oder ein elektrisierendes Gefühl auf. Diese Wahrnehmungen können auch entlang des massierten Körperteils ausstrahlen und werden als *De-Qi-Gefühl* bezeichnet. Sie sind normal und sogar erwünscht, denn sie zeigen an, daß der zu massierende Punkt richtig lokalisiert wurde. Wenn ein Punkt auf diese Weise empfindlich ist, genügt meistens eine kürzere Behandlungsdauer, als wenn diese Empfindung nicht so ausgeprägt ist. Wenn Hautrötungen auftreten, signalisieren diese, daß die maximale Dauer und Stärke der Massagebehandlung erreicht wurde.

Das *De-Qi-Gefühl* zeigt an, daß Sie den Punkt getroffen haben

**Anhaltspunkte für die Häufigkeit und Dauer der Akupressurbehandlung:**

**Akute Beschwerden**

Häufigkeit: 2 bis 3 Behandlungen täglich

Behandlungsdauer: jeweils 5 bis 15 Minuten

**Chronische Beschwerden**

Häufigkeit: 1 bis 2 Behandlungen pro Woche

Behandlungsdauer: 30 bis 60 Minuten

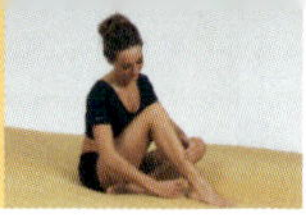

# II. Praxis: Akupressur bei Schmerzen und Beschwerden

Viele der zu den einzelnen Anwendungen aufgeführten Akupressurpunkte haben mehrere verschiedene oder eine im ganzen die Gesundheit unterstützende Wirkung. Sie finden sie aus diesem Grund bei unterschiedlichen Erkrankungen wieder. Diese Punkte sind sowohl im Buch als auch im Video bei jeder Anwendung von neuem beschrieben, damit Sie jedes Akupressurprogramm vollständig in seiner Abfolge nachverfolgen können und nicht nachschlagen müssen.

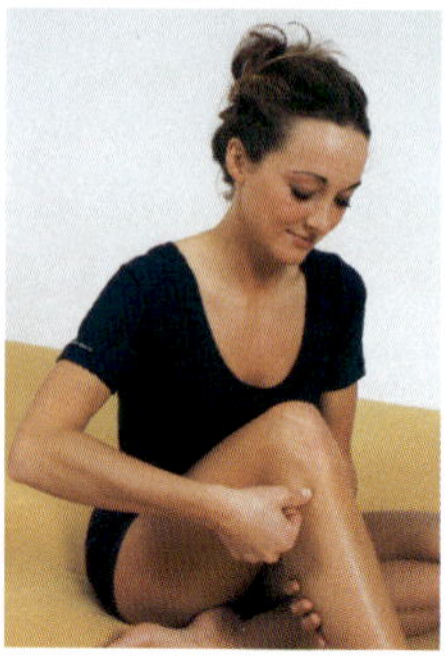

Der Punkt Drei Längen zum Fuß hat viele verschiedene Wirkungen

**Wie Sie bei den Anwendungen Buch und Video zusammen nutzen:** Wenn Sie sich bereits das Video angeschaut haben, sind Ihnen die Anwendungen, die im Praxisteil vorgestellt werden, schon vertraut. Beim weiteren Lesen können Sie problemlos solche Punkte, die Sie als schwierig empfinden, noch einmal auf dem Video anschauen. Die Kamerasymbole bei den einzelnen Anwendungen helfen Ihnen, die entsprechende Videosequenz mit Hilfe des Zählwerks in Ihrem Videorecorder leicht zu finden. Stellen Sie dazu beim Einlegen der zurückgespulten Kassette den Zählerstand auf Null (Anzeige in Minuten), und spulen Sie die Kassette zu dem Stand, der neben dem Kamerasymbol angegeben ist.

## 1:00 Vorbereitung

### 1:05 Entspannung und Konzentration

Wenn Sie sich oder andere Personen akupressieren möchten, ist es wichtig, daß Sie sich dazu die nötige Ruhe und Zeit nehmen. Stellen Sie sich innerlich auf das ein, was Sie tun wollen. Konzentrieren Sie sich ganz auf die Punkte oder Zonen, die Sie

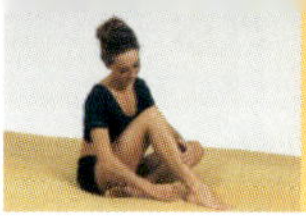


bearbeiten. Spüren Sie nach, was Sie empfinden, wenn Sie sich selbst akupressieren. Was für ein Gefühl breitet sich über dem Punkt, den Sie bearbeiten, aus? Was verändert sich durch die Behandlung? Horchen Sie in Ihren Körper hinein. Sich wirksam zu akupressieren gelingt nur dann, wenn Sie Ihre ungeteilte Aufmerksamkeit auf die Behandlung richten und sich ganz darauf einlassen.

Dazu müssen Sie zunächst die richtigen Techniken erlernen. Akupressur „auf die Schnelle" zwischendurch wird Ihnen nicht den gewünschten Erfolg bringen. Nur wenn Sie die Möglichkeit haben, in Ruhe die richtigen Punkte zu suchen, zu finden und zu massieren, können Sie die positiven Wirkungen der Akupressur nutzen.

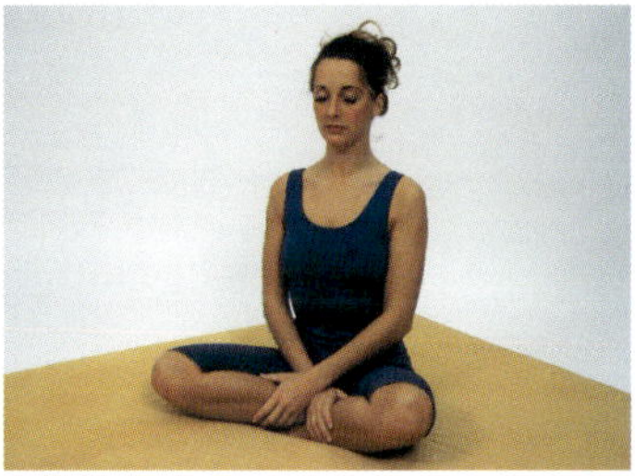

Nehmen Sie sich Zeit und Ruhe für die Akupressur

Die gleichen Grundsätze gelten für die Partnerbehandlung. Machen Sie sich mit den beschriebenen Techniken vertraut, bevor Sie selbst jemanden massieren. Die meisten Punkte können Sie bei sich selbst kennen und finden lernen. Konzentrieren Sie sich bei der Partnerbehandlung voll und ganz auf denjenigen, den Sie massieren. Erspüren Sie, wie das, was Sie tun, bei Ihrem Partner ankommt.

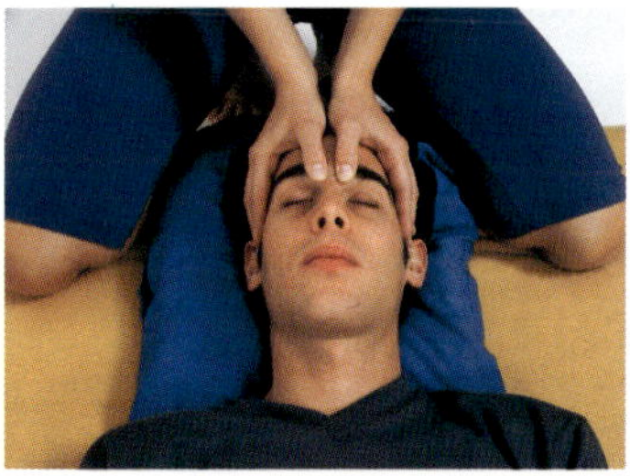

Konzentrieren Sie sich bei der Partnerbehandlung ganz auf Ihren Partner

Wenn Sie schmerzhafte Punkte bearbeiten, kann es vorkommen, daß Ihr Partner sich verkrampft oder die Luft anhält. Wenn das passiert, ist der Druck, den Sie gerade ausüben, zu stark. Massieren Sie sanfter und nehmen Sie sich Zeit.

Versuchen Sie, mit den Händen zu „sehen". Sie erhalten mit ihnen bei der Akupressurmassage viele Informationen über Ihren Partner oder Ihre Partnerin: über die Temperatur, die Feuchtigkeit und die Beschaffenheit der Haut, über Spannungen in der Muskulatur und über die Reaktion des Körpers auf Ihre Massage. Nehmen Sie diese Informationen auf und lassen Sie sie in Ihre Massage einfließen.

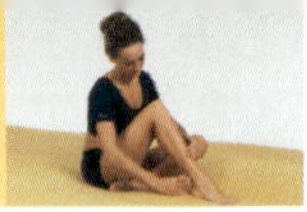

## 1:25 Vorbereitung der Hände

Die wichtigsten „Werkzeuge“ bei der Akupressur sind Ihre Hände. Mit ihnen üben Sie Druck aus, mit ihnen erspüren Sie, wie Ihre Massage bei Ihrem Partner oder Ihrer Partnerin ankommt.

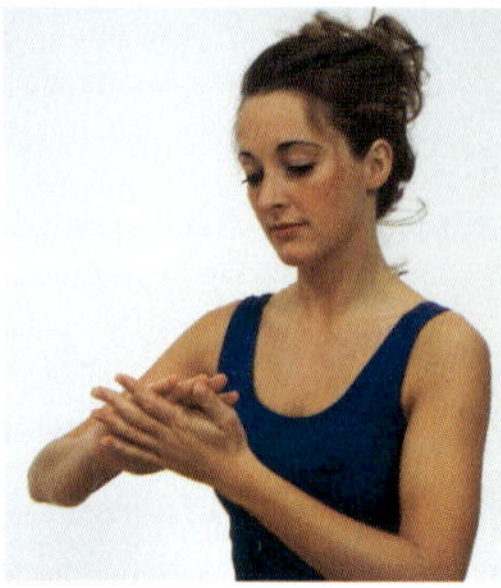

Ihre Hände sollten warm, locker und entspannt sein

Um richtig akupressieren zu können, sollten Ihre Hände warm und entspannt sein. Lockern Sie die Handmuskeln, bevor Sie beginnen, indem Sie Ihre Hände kräftig schütteln, und reiben Sie anschließend Ihre Handflächen gegeneinander, bis Sie ein wohliges Wärmegefühl zwischen ihnen verspüren.

## 1:45 Körperhaltung und Lagerung

Nehmen Sie, wenn Sie sich selbst massieren, eine für Sie angenehme Körperhaltung ein. Eine bequeme Position ist eine Grundvoraussetzung für den Behandlungserfolg. Probieren Sie alle möglichen Positionen aus. Sie sollten alle Punkte, die Sie massieren wollen, ohne große Verrenkungen erreichen können. Gut geeignet sind ein bequemer Sessel oder eine weiche Unterlage, auf die Sie sich setzen oder legen.

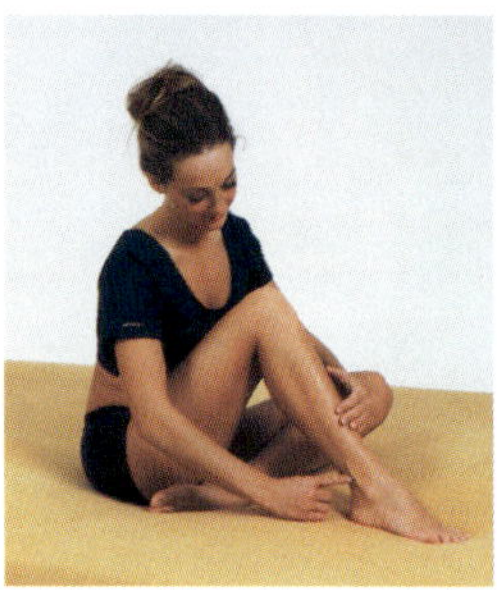

Sie sollten alle Punkte, die Sie massieren wollen, bequem erreichen können

Dasselbe gilt, wenn Sie einen Partner oder eine Partnerin akupressieren. Lagern Sie die zu massierende Person in einer Position, die ihre Entspannung fördert, auf einer weichen, für Sie beide bequemen Unterlage. In der Rückenlage können Sie eine Rolle unter den Knien plazieren. Das entspannt die Bauchdecke und fördert den Kontakt zwischen der Lendenwirbel-

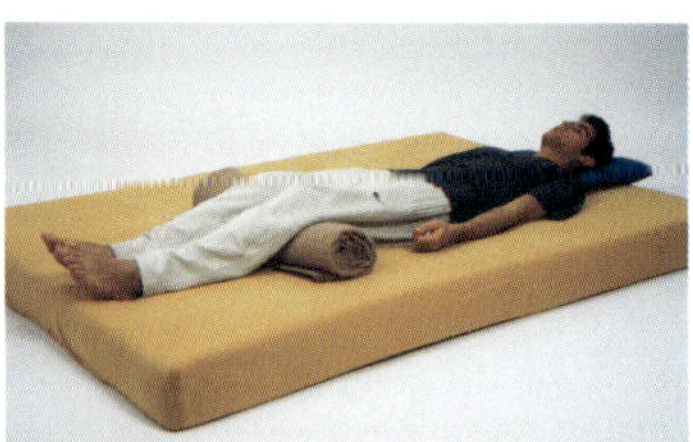

Lagern Sie Ihren Partner bequem und für Sie gut erreichbar

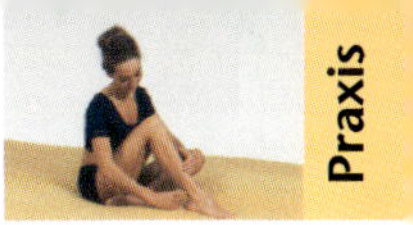


säule und der Unterlage. Die Punkte oder Körperbereiche, die Sie massieren möchten, sollten für Sie gut zugänglich sein.

## Grundtechniken

2:20

Die chinesische Heilmassage kennt eine Vielzahl von unterschiedlichen Grifftechniken und Möglichkeiten der Punktbehandlung. Diese Massage systematisch zu erlernen, nimmt Jahre in Anspruch. In den Anwendungen und Indikationen in diesem Buch werden daher nur solche Behandlungstechniken der Akupressur dargestellt, die Sie nach kurzer Einübung einfach bei sich selbst oder einem Partner einsetzen können.

Die vorgestellten Techniken sind eine einfache Auswahl aus der chinesischen Heilmassage

**Hinweis für die Akupressurbehandlung:**
Die Behandlung von Erkrankungen, die über Befindlichkeitsstörungen hinausgehen, gehört in ärztliche Hände. Insbesondere dann, wenn Sie an chronischen Erkrankungen leiden, könnte die Akupressur aber eine gute zusätzliche Behandlungsmethode sein. Besprechen Sie sich in diesem Fall vorher mit Ihrem Arzt oder Ihrer Ärztin.

## Wie Sie die Punkte finden

2:25

Die Akupressur konzentriert sich auf die Behandlung von Akupunkturpunkten, die sich bis auf wenige Ausnahmen auf den Meridianen (siehe S. 13) befinden. Jeder Punkt hat eine bestimmte, ihm eigene Lage. Häufig befinden Punkte sich in der Nähe von markanten Stellen wie sichtbaren Knochenvorsprüngen, Hautgrübchen oder den Ansätzen großer Muskelgruppen, von denen aus ihre Lage abgemessen werden kann. Eine Maßeinheit dafür ist in Akupunktur und Akupressur die Fingerbreite, die auch als Querfinger bezeichnet und im Chinesischen *Cun* (sprich: tsun) genannt wird. Sie entspricht der Breite des Daumens auf Höhe des obersten Daumengelenks.

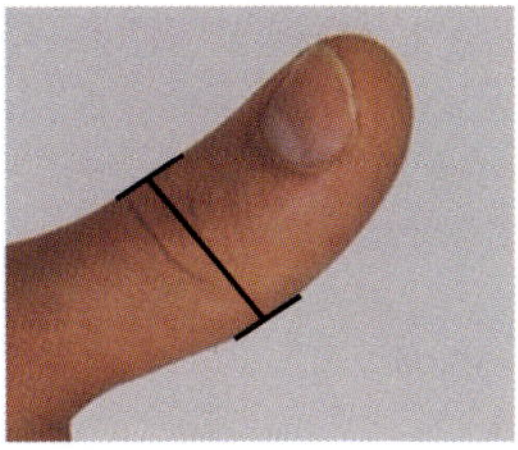

Das wichtigste Maß ist die Fingerbreite, *Cun* genannt

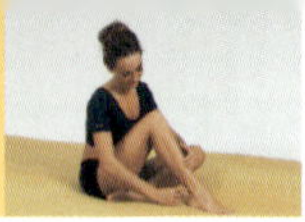

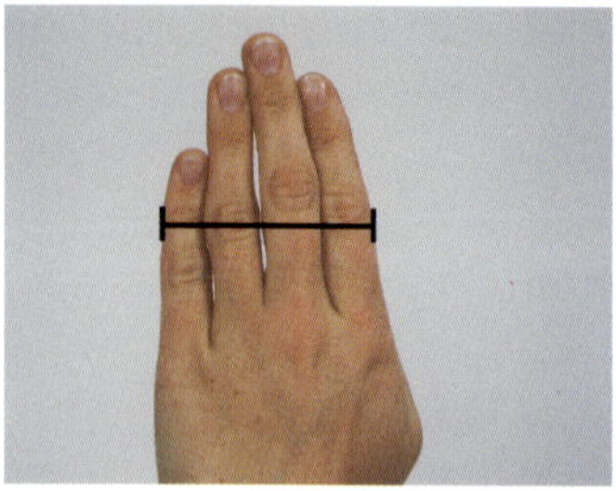

Die Handbreite wird auf Höhe der mittleren Fingergelenke gemessen

Ebenfalls in diesem Buch verwendet wird die Handbreite, das ist die Breite von Zeige-, Mittel-, Ringfinger und kleinem Finger zusammen auf der Höhe der mittleren Fingergelenke. Eine Handbreite entspricht etwa drei Cun.

**Besonders wichtig für das Auffinden der Punkte:**
Die Maßeinheiten beziehen sich immer auf den Körper des Massierten. Wenn Sie also Punkte bei sich selbst akupressieren, gelten Ihre Fingermaße. Massieren Sie hingegen andere Personen, müssen Sie sich an deren Maßen orientieren. Drei Fingerbreit bei einem Erwachsenen messen eine größere Distanz als drei Fingerbreit bei einem Kind. Die Lage der Punkte ist also proportional zur Körpergröße.

Spüren Sie empfindliche Punkte auf

Unter „So finden Sie den Punkt“ wird bei jeder Anwendung die charakteristische Lage des Punktes so genau wie möglich beschrieben. Versuchen Sie, dieser Beschreibung zu folgen. Sie werden feststellen, daß die beschriebenen Punkte häufig etwas empfindlicher als das umliegende Gewebe oder gar schmerzhaft sind. Diese gesteigerte Schmerzempfindlichkeit ist in der Regel ein zuverlässiges Zeichen dafür, daß Sie den richtigen Punkt gefunden haben.
Versuchen Sie also, solche „Empfindlichkeiten“ aufzuspüren. Vergleichen Sie, wie sich diese Stellen vor und nach der Massage anfühlen. Ideal ist es, wenn eine anfängliche Schmerz- oder Druckempfindlichkeit nach der Akupressur deutlich vermindert oder sogar verschwunden ist.

3:05

## Atemtechnik bei der Massage

Setzen Sie bei der Akupressur bewußt Ihre Atmung ein. Eine bewußte Atemtechnik erleichtert es Ihnen, sich zu entspannen, und fördert die Ausbreitung der Entspannung über den ganzen Körper.

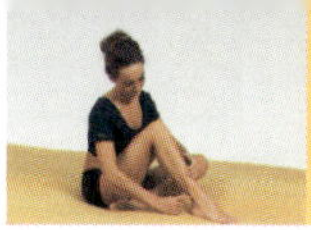

Haben Sie den richtigen Druckpunkt gefunden, setzen Sie den Druck mit der Ausatmung an und halten Sie ihn über mehrere Atemzyklen. Möchten Sie den Druck verstärken, tun Sie dies ebenfalls jeweils mit der Ausatmung. Mit der Einatmung nehmen Sie den Druck dann wieder zurück.

Mit dem Ausatmen den Druck verstärken, mit dem Einatmen zurücknehmen

Diese Atemtechnik können Sie auch bei der Partnermassage anwenden. Setzen Sie, nachdem Sie den Punkt gefunden haben, den Druck mit dem Ausatmen Ihres Partners an, halten Sie ihn über mehrere Atemzyklen und nehmen Sie ihn mit dem Einatmen des Partners wieder zurück. Nach und nach finden Sie sich auf diese Weise in den Atemrhythmus des Massierten ein, was die wohltuende Wirkung der Akupressur unterstützt. Ideal ist es, wenn sich die Atmung des Massierenden und des Massierten soweit angleichen, daß beide gleichzeitig aus- und einatmen.

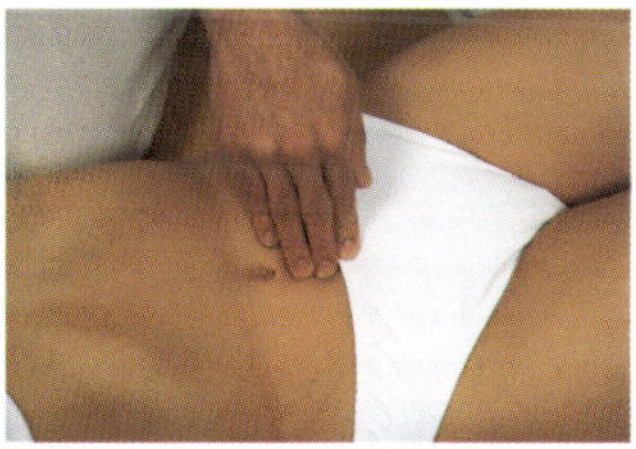

Finden Sie sich in den Atemrhythmus Ihres Partners oder Ihrer Partnerin ein

## Die Akupressurtechniken

Zur Behandlung der gewünschten Punkte oder Hautbezirke werden in der Akupressur verschiedene Techniken angewendet. Drucktechniken mit den Fingerspitzen, mit der ganzen Hand oder mit anderen Körperteilen sind die gängigsten unter ihnen. In diesem Buch verwendete Varianten des gleichmäßigen Drucks sind das kreisende Drücken der Punkte und das Reiben der Haut. Letzteres stellt eine ideale und ergänzende Verbindung der unterschiedlichen Drucktechniken innerhalb einer Massagesequenz dar. Alle gezeigten Techniken können Sie bei sich selbst, aber auch bei Ihrem Partner oder Ihrer Partnerin anwenden.

**Hinweis zu den beim Drücken eingesetzten Fingern:**
Die in den Anwendungen und Indikationen für das Akupressieren bestimmter Punkte angegebenen Finger sind als Vorschläge zu betrachten. Wichtig ist, daß Sie denjenigen Finger einsetzen, mit dem

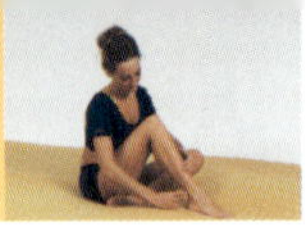

Sie einen Punkt am besten erreichen, und mit dem Sie am effektivsten Kraft ausüben können. Probieren Sie also bei jedem Punkt auch selbst aus, mit welchem Finger Sie ihn am bequemsten und am wirksamsten drücken können.

3:35

## Gleichmäßig Drücken

Das Drücken mit einem oder mit mehreren Fingern (Daumen- oder Fingerspitzen) ist die Grundtechnik der Akupressur. Die Druckausübung erfolgt überwiegend an genau bestimmten Stellen, den Akupunkturpunkten. Der Druck wird immer mit gestrecktem Finger senkrecht zur Hautoberfläche ausgeübt. Auf diese Weise läßt er sich am leichtesten dosieren. Gleichzeitig wird dadurch vermieden, daß die Fingergelenke beim Drücken unangenehm überstreckt werden.

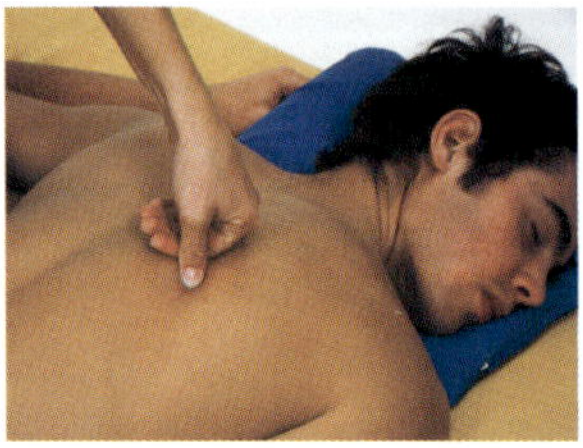

Mit gestrecktem Finger gleichmäßig über mehrere Atemzüge drücken

Die Wirksamkeit des Drückens hängt vom genauen Auffinden eines Punktes ab. Wird der Punkt richtig „getroffen“, ist das häufig an einem charakteristischen Ziehen oder Brennen, dem De-Qi-Gefühl, zu bemerken.

**So führen Sie das *gleichmäßige Drücken* aus:**
Setzen Sie die Daumen- oder Fingerkuppe senkrecht auf den zu massierenden Punkt und üben Sie einen gleichmäßigen Druck darauf aus. Dosieren Sie die Druckstärke vorsichtig: Durch den Druck kann sich eine Empfindung ähnlich wie bei einem Nadelstich einstellen – sie kann stark oder gar schmerzhaft sein. Empfinden Sie den Schmerz als unangenehm, und verkrampfen Sie sich dabei, haben Sie zu stark gedrückt. Spüren Sie den Druck dagegen kaum, drücken Sie zu schwach. Das De-Qi-Gefühl (siehe S. 19) zeigt Ihnen die richtige Druckstärke an.

Haben Sie die richtige Druckstärke gefunden, halten Sie den Druck über mehrere Atemzüge aufrecht. Bei einigen Techniken wird ein sehr starker Druck über zehn bis dreißig Sekunden gehalten und fünf- bis zehnmal wiederholt, bei anderen statt dessen der Druck nur einmal, aber über mindestens eine

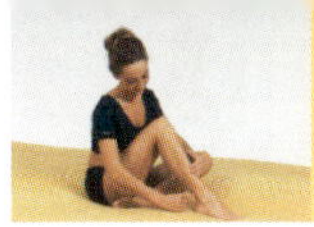



Minute gehalten. Wie stark und wie lang Sie einen Punkt im einzelnen drücken müssen, finden Sie unter „So akupressieren Sie“ bei den einzelnen Anwendungen.

### Kreisend Drücken

3:55

Bei vielen Anwendungen wird das Drücken mit kreisenden Bewegungen kombiniert. Die kreisende Bewegung wirkt beruhigend und ausgleichend und entspannt die Muskulatur.

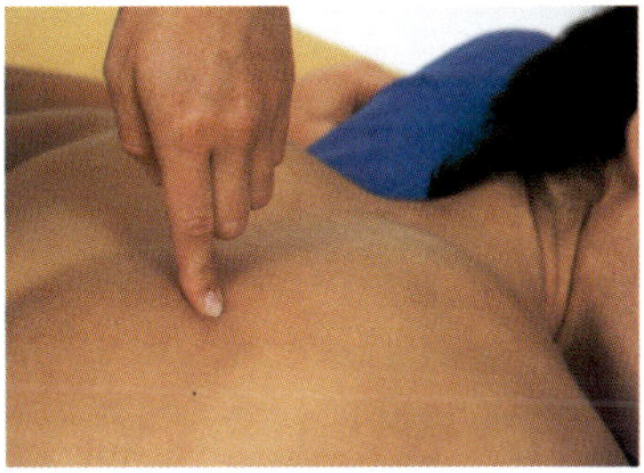

Beim Drücken auf der Haut kreisen

**So führen Sie das *kreisende Drücken* aus:**
Drücken Sie den Punkt gleichmäßig, bis Sie die richtige Druckstärke gefunden haben, und beginnen Sie dann mit kleinen, kreisenden Bewegungen. Der Druck erfolgt auch hier mit den Fingerkuppen genau senkrecht zur Hautoberfläche. Wichtig bei dieser Technik ist, die Daumen- oder Fingerkuppe nicht über der Haut zu verschieben, sondern die Haut selbst mitzubewegen!

### Hautreiben

4:10

Eine gute ergänzende Maßnahme bei vielen Anwendungsgebieten ist das Hautreiben. Hierbei werden keine einzelnen Punkte behandelt, sondern größere Hautareale und Muskelgruppen massiert.
Die Haut kann mit den Fingerspitzen, den Handflächen oder den Daumenballen gerieben werden. Leicht und sanft durchgeführt hat das Reiben den Charakter von Streichungen, die entspannend und beruhigend wirken. Kräftiges Reiben dient dagegen einer guten Durchblutung und einer Erwärmung der betreffenden Körperstelle, es wird vor allem im Kreuzbein- und Lendenbereich eingesetzt.

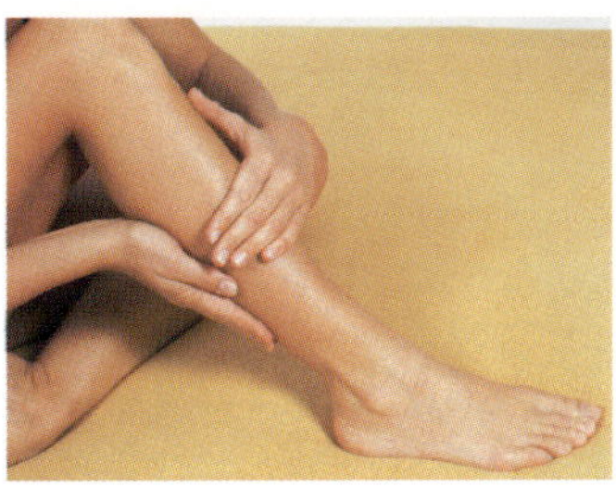

Die Haut locker streichen oder kräftig reiben

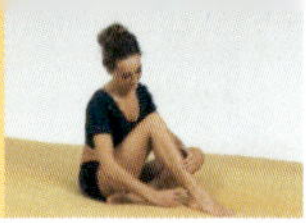

# Grundregeln für die Selbst- und Partnerbehandlung

Der Erfolg hängt vom Einhalten bestimmter Regeln ab

Die Akupressur ist eine wirkungsvolle Methode, die sich zu jeder Zeit und in vielen Situationen einfach anwenden läßt. Die einfache Durchführung sollte jedoch nicht darüber hinwegtäuschen, daß der Erfolg von der Einhaltung einiger Grundregeln abhängt, die Sie bei der Behandlung beherzigen sollten. Die Regeln gelten sowohl für die Selbst- als auch für die Partnerbehandlung. Wenn Sie einen Partner akupressieren, berücksichtigen Sie bitte zusätzlich die speziellen Hinweise für die Partnerbehandlung (siehe S. 29).

- Versuchen Sie keinesfalls, auf eigene Faust bei sich oder anderen schwerwiegende oder chronische Erkrankungen zu behandeln (siehe auch „Einsatzgebiete und Grenzen", S. 15). Wenn Sie sich nicht sicher sind, ob Sie bei einer Erkrankung Akupressur anwenden dürfen, besprechen Sie sich vorher mit einem Arzt oder einer Ärztin. Führen Sie keine eigenmächtige Diagnose und Therapie bei sich selbst oder einem Partner durch.
- Warme und saubere Hände sind eine Grundvoraussetzung für Massagen jeglicher Art. Kalte Hände können durch Reiben oder ein warmes Wasserbad angewärmt werden.
- Die Körperstellen, die Sie akupressieren, insbesondere Hände und Füße, sollten ebenfalls warm sein. Wärmen Sie kalte Hände oder Füße vor der Massage unbedingt an.
- Da die Punkte auf dem Körper häufig mit der Fingerkuppe bearbeitet werden, sollten Ihre Fingernägel kurz sein, um Hautverletzungen zu vermeiden.
- Passen Sie die Stärke des Drucks der individuellen Empfindlichkeit des oder der Massierten an. Bedenken Sie, daß dieselbe Druckstärke von manchen Menschen als angenehm, von anderen aber durchaus auch als schmerzhaft empfunden werden kann. Auch bei der Selbstmassage werden Sie feststellen, daß die

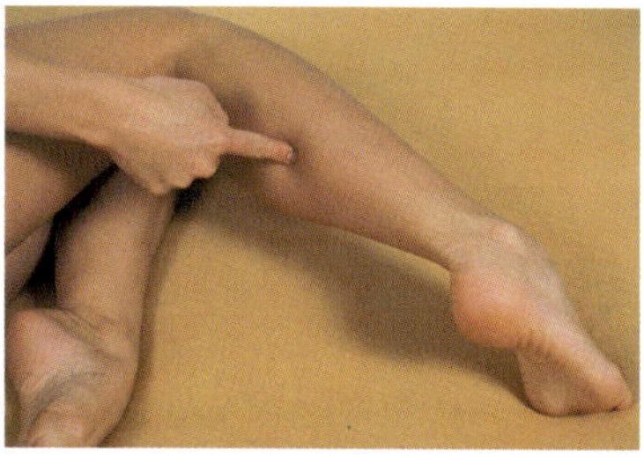

Die Druckstärke richtet sich nach der Empfindlichkeit des Massierten

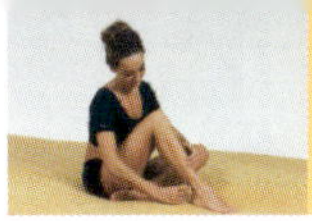



Druckpunkte auf Ihrem Körper an manchen Tagen empfindlicher sind als an anderen. Über stärker ausgeprägten Muskelpartien können Sie einen größeren Druck ausüben als über empfindlichen Knochenvorsprüngen. Bauen Sie daher die Stärke des Drucks langsam bis zum gewünschten Maximum auf, halten Sie den Druck für den vorgesehenen Zeitraum und lassen Sie dann langsam nach.

An manchen Tagen sind die Punkte empfindlicher als an anderen

- Kalkulieren Sie eine Ruhezeit von jeweils etwa 15 Minuten vor und nach der Durchführung der Massage ein.
- Der „Behandlungsraum“ sollte gut belüftet und angenehm temperiert sein.
- Führen Sie eine Akupressurmassage nur dann durch, wenn Sie sich körperlich und seelisch ausgeglichen fühlen. Aufregung, Zorn, Wut oder Niedergeschlagenheit sind ungünstige Voraussetzungen für eine Behandlung.
- Massieren Sie nicht, wenn Sie Hunger verspüren oder unmittelbar nach einem üppigen Essen. Warten Sie mit der Akupressur möglichst bis mindestens zwei Stunden nach Einnahme einer Mahlzeit.

### Spezielle Hinweise für die Partnerbehandlung

Wenn Sie nicht sich selbst, sondern einen Partner oder eine Partnerin behandeln, berücksichtigen Sie bitte außer den obengenannten noch einige spezielle Hinweise.

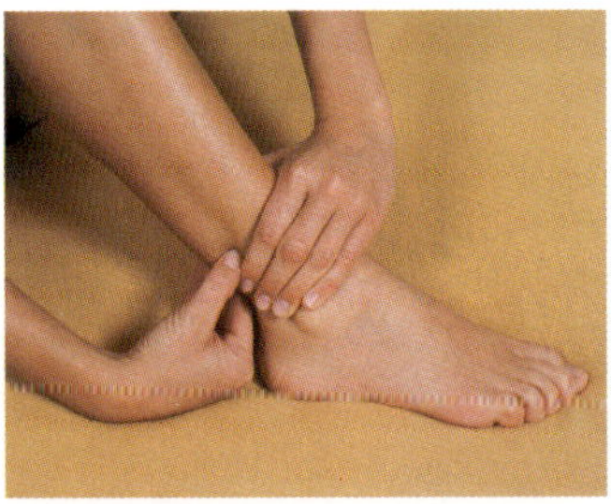

- Die für das Auffinden der Punkte angegebenen Maßeinheiten *Finger-* oder *Handbreit* (siehe S. 23) beziehen sich immer auf die Körpermaße desjenigen, der behandelt wird.
- Informieren Sie Ihren Partner oder Ihre Partnerin über den Ablauf der Akupressur. Erklären Sie ihm oder ihr, daß der Druck auf die verschiedenen Punkte schmerzhaft sein kann, und daß über die akupressierte Stelle hinaus ein dumpfes oder stechendes Gefühl im massierten Körperteil ausstrahlen kann. Dieses Gefühl ist erwünscht und zeigt die richtige Lokalisation des Punktes an.

Die Maßeinheiten beziehen sich immer auf die Körpermaße des Massierten

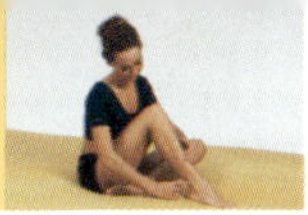

- Beobachten Sie Ihren Partner oder Ihre Partnerin während der Behandlung. Bitten Sie um entsprechende Rückmeldung darüber, wie Ihre Akupressur „ankommt“. Wie wird der Druck empfunden? Ist er angenehm oder zu stark? Wenn der Druck für den Behandelten zu schmerzhaft ist, wird er sich verspannen, in diesem Fall müssen Sie Ihre Druckstärke verringern.
- Eine entspannte Lagerung Ihres Partners oder Ihrer Partnerin ist von großer Bedeutung für den Erfolg der Akupressur. Lagern Sie Ihren Partner so, daß er die Massage entspannt genießen kann. Bei der Partnerbehandlung bietet sich die liegende oder sitzende Position an.

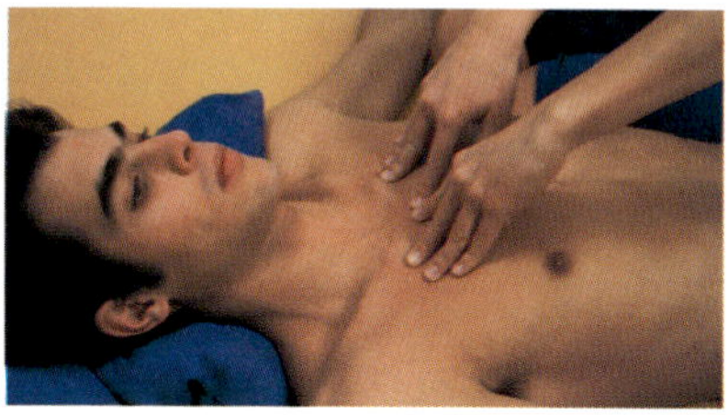

Ihr Partner sollte die Massage in entspannter Lage genießen können

## Anwendungen und Indikationen

Im Mittelpunkt stehen Erkrankungen, wegen denen man nicht immer den Arzt aufsucht

Für die Anwendungsvorschläge in diesem Buch wurden solche Indikationen ausgewählt, die sich gut für den Einsatz von Akupressur eignen. Häufig handelt es sich um sogenannte banale Erkrankungen, derentwegen man nicht unbedingt sofort den Arzt besucht, und die in der Regel schnell vorübergehen. Die Akupressur führt bei diesen zum rascheren Abklingen der beeinträchtigenden Begleiterscheinungen.

Daneben sind einige Befindlichkeitsstörungen aufgeführt, wie zum Beispiel rheumatische Beschwerden und Schlafstörungen, die möglicherweise ärztlich, aber ohne zufriedenstellenden, langfristigen Erfolg behandelt wurden. Akupressur kann dabei helfen, solche Beschwerden nachhaltig zu lindern.

**Hinweis zu den Akupressurprogrammen:**
Die zu einer Anwendung genannten Punkte sollten nacheinander innerhalb einer Akupressursitzung massiert werden (siehe hierzu auch „Dauer und Häufigkeit der Anwendungen“, S. 18). Bemerken Sie, daß bestimmte Punkte Ihnen besonders guttun, können Sie sie aber auch losgelöst aus dem Programm anwenden.

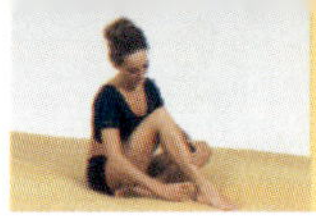

## Erkältung und grippaler Infekt

4:30

Atemwegserkrankungen treten häufig in den naßkalten Wintermonaten auf. Neben der individuellen Abwehrlage spielen bei der Infektion äußere Faktoren wie Kälte, Nässe und Zugluft eine Rolle. Die subjektiven Symptome einer Erkältung sind Kratzen im Hals, Husten, Schnupfen, Kopf- und Gliederschmerzen und Kälteempfindlichkeit.

### Haut über der Stirn reiben

Setzen Sie die Daumen links und rechts der Stirnmitte auf die Stirn auf. Streichen Sie von dort mit leichtem Druck nach außen zu den Schläfen. Beginnen Sie über den Augenbrauen und wandern Sie Strich für Strich nach oben bis zum Haaransatz.

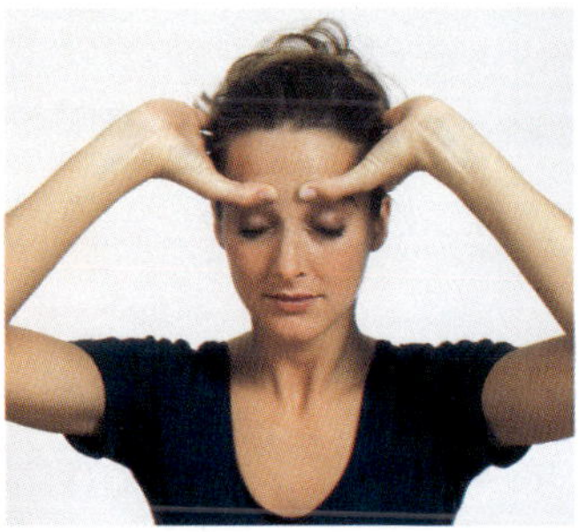

Mit den Daumen quer über die Stirn streichen

### Siegelhalle

**So finden Sie den Punkt:**

Der Punkt Siegelhalle befindet sich genau in der Mitte zwischen den Augenbrauen.

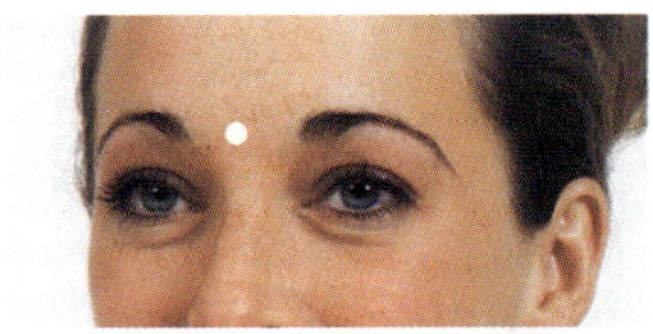

Der Punkt liegt zwischen den Augenbrauen

**So akupressieren Sie:**

*Kreisend drücken*

Drücken Sie den Punkt gleichmäßig mit dem Zeigefinger, bis Sie die richtige Druckstärke gefunden haben, und massieren Sie ihn dann zwei bis drei Minuten in kleinen, kreisenden Bewegungen. Wechseln Sie nach der Hälfte der Zeit die Richtung.

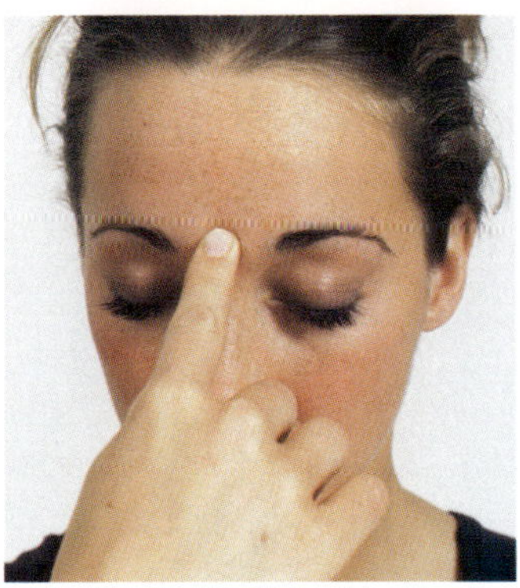

Zwei bis drei Minuten kreisend drücken

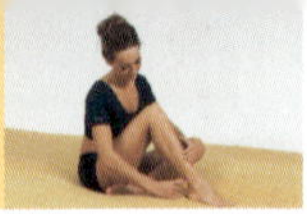

## Die Düfte empfangen

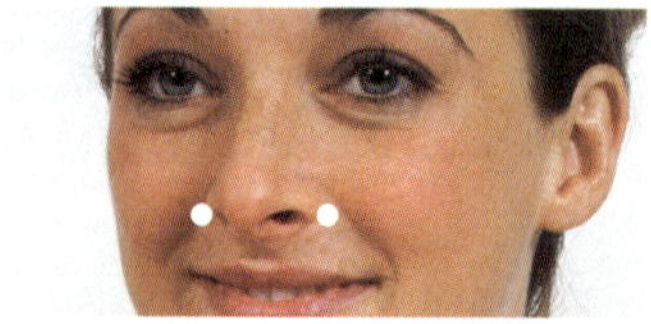

Der Punkt liegt neben den Nasenflügeln

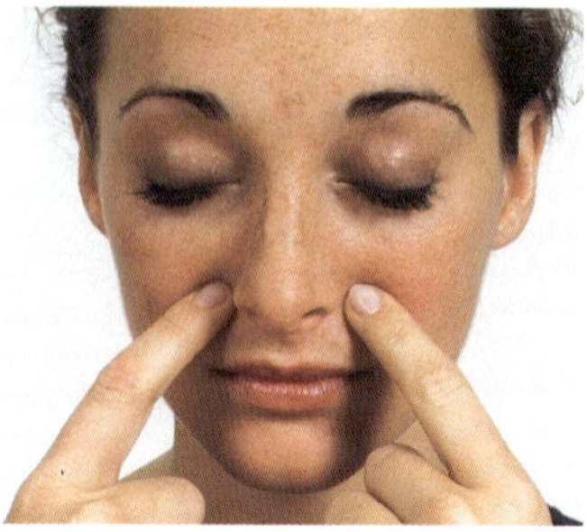

Zwei Minuten kreisend drücken

**So finden Sie den Punkt:**
Der Punkt befindet sich beidseitig genau seitwärts neben den Nasenflügeln.

**So akupressieren Sie:**
*Kreisend drücken*
Suchen Sie den Punkt beidseitig der Nase mit den Zeigefingerspitzen auf. Finden Sie die richtige Druckstärke und massieren Sie ihn in kleinen, kreisenden Bewegungen, je etwa eine Minute links- und rechtsherum.

## Großer Wirbel

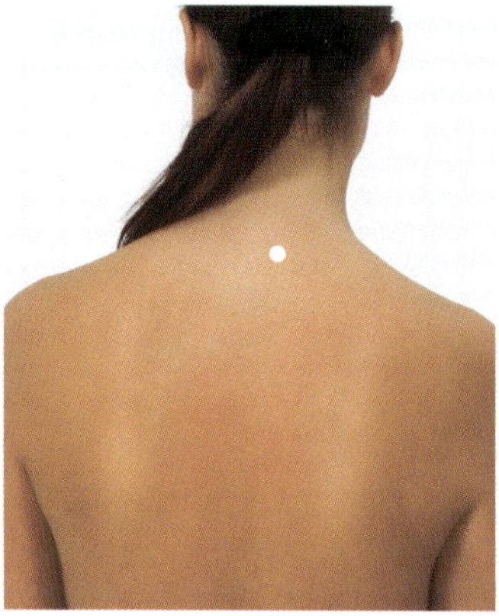

Der Punkt liegt unterhalb des Nackens auf der Wirbelsäule

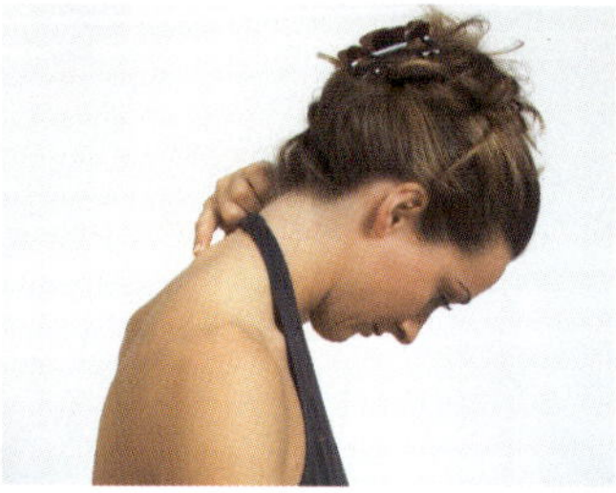

Zwei Minuten kreisend drücken

**So finden Sie den Punkt:**
Er befindet sich auf der Wirbelsäule, zwischen dem untersten Hals- und dem obersten Brustwirbel. Um ihn zu finden, legen Sie die Fingerspitzen zwischen die Schultern auf die Wirbelsäule. Nun beugen Sie den Kopf etwas vor. Der siebte Halswirbel tritt dadurch etwas stärker hervor. Darunter liegt der Punkt.

**So akupressieren Sie:**
*Kreisend drücken und Haut reiben*
Drücken Sie den Punkt in ganz kleinen, kreisenden Bewegungen, jeweils eine Minute links- und eine Minute rechtsherum. Reiben Sie anschließend ca. drei Minuten lang mit der Handfläche kräftig die Haut um den soeben gedrückten Punkt.

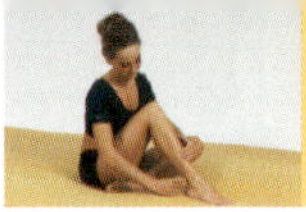

## Yang-Paßtor des Lendenbereichs

**So finden Sie den Punkt:**

Der Punkt liegt auf der Wirbelsäule, im unteren Rückenbereich unterhalb des vierten Lendenwirbels. Tasten Sie nach den Oberkanten der Beckenknochen, und suchen Sie auf dieser Höhe den Punkt auf der Wirbelsäule auf.

**So akupressieren Sie:**

*Kreisend drücken*

Drücken Sie den Punkt mit der Daumenspitze und führen Sie kleine Kreise durch, jeweils eine Minute links- und eine Minute rechtsherum.

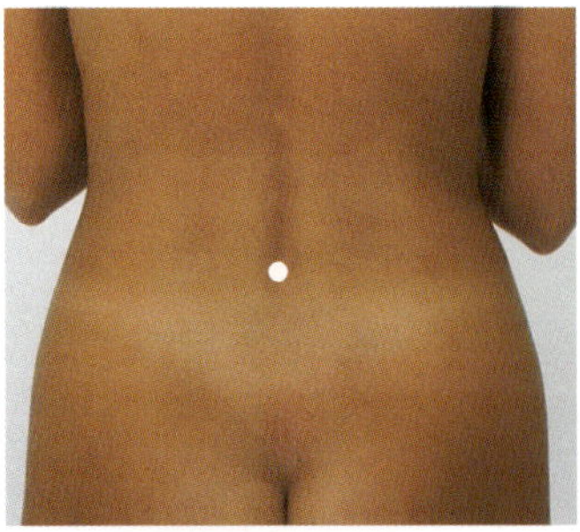

Der Punkt liegt auf Höhe der Beckenknochen auf der Wirbelsäule

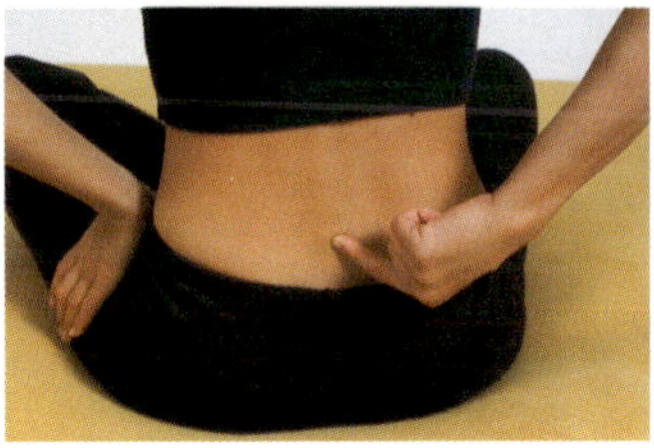

Zwei Minuten kreisend drücken

**Warnhinweis:**

Diesen Punkt nicht in der Schwangerschaft massieren.

## Tal am Zusammenschluß

**So finden Sie den Punkt:**

Der Punkt Tal am Zusammenschluß liegt auf dem höchsten Punkt des Muskelwulstes, der sich formt, wenn Mittelfinger und Daumen ein O formen und dabei zusammengedrückt werden.

**So akupressieren Sie:**

*Haut reiben und gleichmäßig drücken*

Reiben Sie zunächst ein bis zwei Minuten von der Handwurzel bis zur seitlichen Zeigefingerspitze die Daumenseite der Hand. Hier verläuft

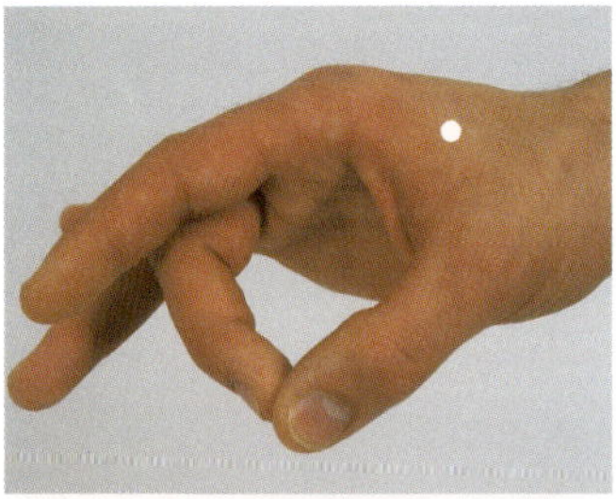

Der Punkt liegt auf dem Muskelwulst zwischen Daumen und Zeigefinger

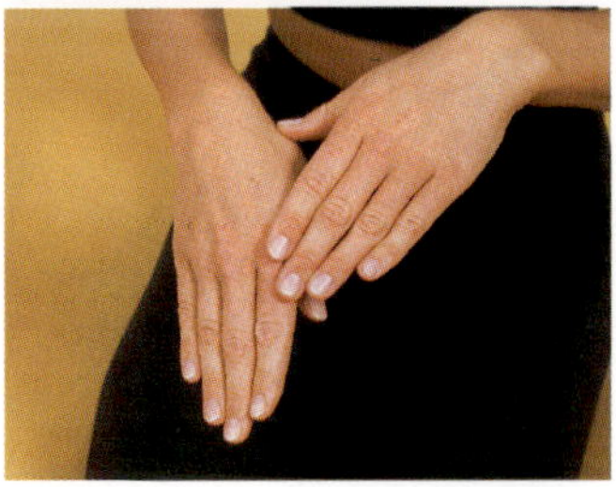

Zunächst die Hand reiben, bis die Haut warm wird

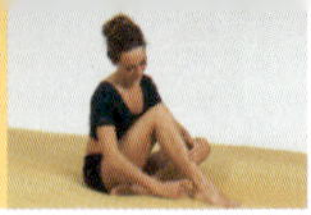

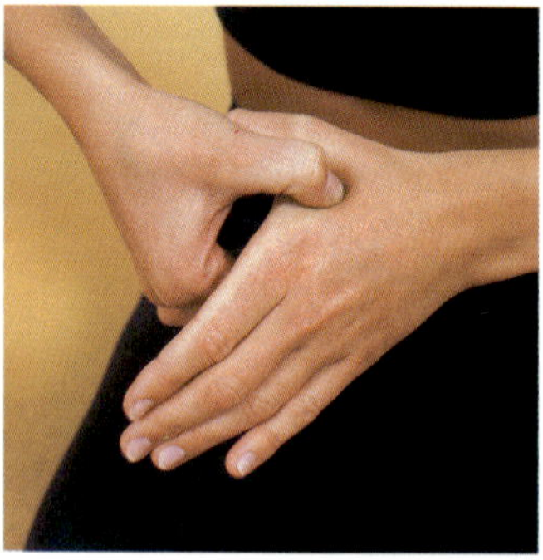

Zwei Minuten gleichmäßig drücken

der Dickdarm-Meridian. Die Haut erwärmt sich und darf sich beim Reiben ruhig etwas röten. Setzen Sie dann den Daumen senkrecht auf den Punkt, finden Sie die richtige Druckstärke und drücken Sie den Punkt gleichmäßig und relativ kräftig etwa zwei Minuten lang. Behandeln Sie den Punkt an der anderen Hand anschließend auf die gleiche Weise: Reiben Sie zuerst die Hand und drücken Sie dann den Punkt Tal am Zusammenschluß.

**Warnhinweis:**
Diesen Punkt nicht in der Schwangerschaft massieren!

## Wolkenbruch

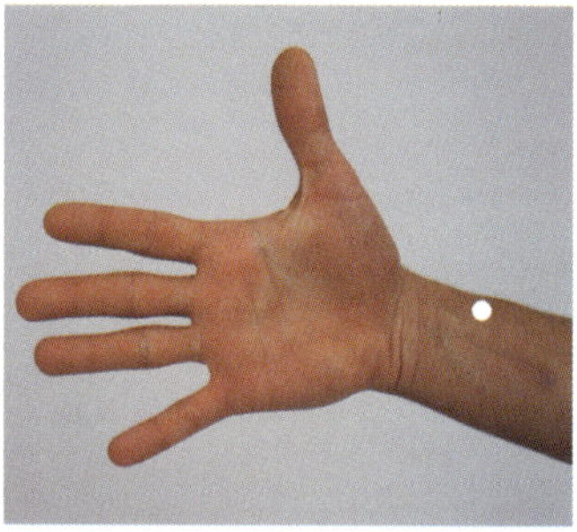

Der Punkt liegt an der Innenseite des Unterarms

**So finden Sie den Punkt:**
Der Punkt Wolkenbruch befindet sich an der Innenseite des Arms und liegt eineinhalb Fingerbreit über der Beugefalte des Handgelenks. Sie finden ihn in einer kleinen Vertiefung an der Daumenseite.

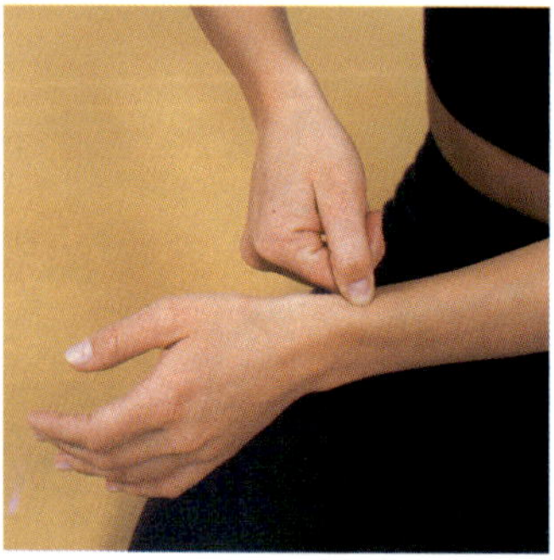

Zwei bis drei Minuten gleichmäßig, kräftig drücken

**So akupressieren Sie:**
*Gleichmäßig drücken*
Legen Sie den Daumen auf den Punkt. Finden Sie die für Sie richtige Druckstärke, und üben Sie zwei bis drei Minuten konstanten, kräftigen Druck aus. Vergessen Sie nicht, den Punkt auch am anderen Arm zu massieren.

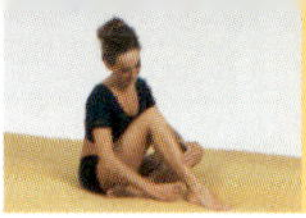

## Äußerst tiefes Wasser

**So finden Sie den Punkt:**

Der Punkt Äußerst tiefes Wasser befindet sich an der Arminnenseite, am daumenseitigen Ende der Beugefalte des Handgelenks.

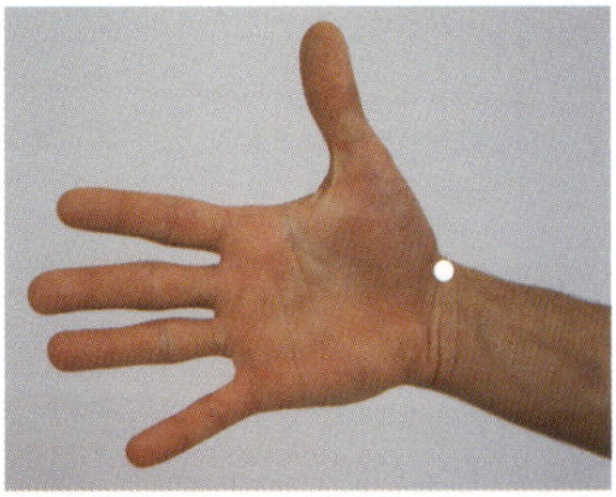

Der Punkt liegt auf der Beugefalte des Handgelenks

**So akupressieren Sie:**

*Kreisend drücken*

Üben Sie mit Daumen oder Zeigefinger mäßigen Druck aus und führen Sie dabei kleine, kreisende Bewegungen durch, je 30 Sekunden im und gegen den Uhrzeigersinn. Massieren Sie den Punkt auf die gleiche Weise an der anderen Hand.

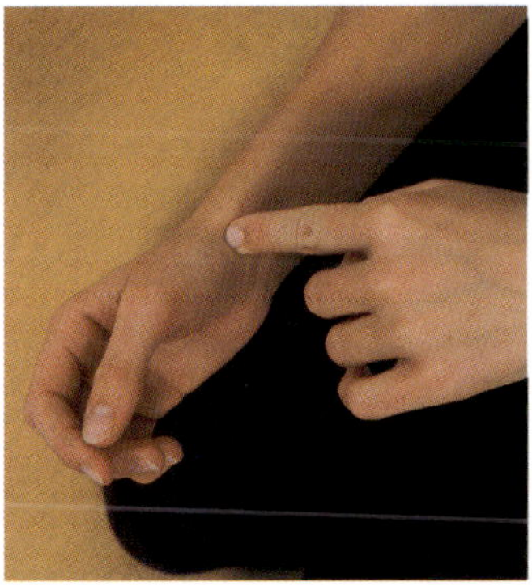

Eine Minute kreisend drücken

## Was sonst noch hilft

Wenn es Sie richtig „erwischt" hat, können Ihnen neben der Akupressur folgende Maßnahmen helfen: Trinken Sie bei Kälteempfindlichkeit langsam und schluckweise heißen Kräutertee. Gegebenenfalls sollten Sie einen Tag mit einer Wärmflasche im Bett bleiben. Bei verstopfter Nase und Schmerzen im Bereich der Nebenhöhlen helfen Inhalationen mit ätherischen Ölen (Eukalyptus, Melisse).

Schluckweise heißen Kräutertee trinken

**Tip:**

Stärken Sie Ihr Immunsystem frühzeitig vor dem Beginn der naßkalten Jahreszeit durch vorbeugende Maßnahmen wie Saunabesuche, warm-kalte Wechselduschen oder andere Wasseranwendungen sowie eine vitamin- und mineralstoffreiche Ernährung.

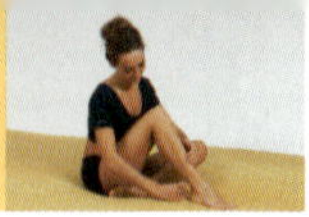

**Akupressurprogramm bei Erkältung und grippalem Infekt:**

- Haut über der Stirn reiben
- Siegelhalle
- Die Düfte empfangen
- Großer Wirbel
- Yang-Paßtor des Lendenbereichs
- Tal am Zusammenschluß
- Wolkenbruch
- Äußerst tiefes Wasser

8:25

## Stirn- und Kieferhöhlenbeschwerden

Eine Infektion kann Stirn- und Kieferhöhlen verstopfen

Die Stirn- und Kieferhöhlen sind Hohlräume im Gesichtsbereich des Kopfes, die zu den Atemwegen gehören. Belüftet wird dieses System über den Mund- und Nasenraum. Wenn die Belüftungswege durch eine Infektion der Atemwege zuschwellen, können sich Flüssigkeiten in den Hohlräumen ansammeln, die nicht schnell genug abtransportiert werden können. Anzeichen dafür sind dumpfe Schmerzen im Gesichtsbereich und möglicherweise Fieber.

**Hinweis:**
Akute fieberhafte Stirn- und Kieferhöhlenentzündungen sind ernstzunehmende Erkrankungen und müssen in jedem Fall zunächst ärztlich behandelt werden. Als Zusatzmaßnahme eignet sich die Akupressur allerdings sehr gut, insbesondere dann, wenn bei Erkältungen Stirn- oder Kieferhöhlen regelmäßig mitbetroffen sind.

### Tal am Zusammenschluß

**So finden Sie den Punkt:**

Der Punkt Tal am Zusammenschluß liegt auf dem höchsten Punkt des Muskelwulstes, der sich bildet, wenn Mittelfinger und Daumen ein O formen und dabei zusammengedrückt werden (siehe S. 33).

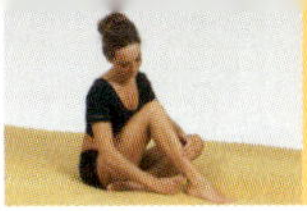



**So akupressieren Sie:**
*Haut reiben und gleichmäßig drücken*
Reiben Sie zunächst die Daumenseite der Hand ein bis zwei Minuten, bis sich die Haut erwärmt. Drücken Sie dann mit dem Daumen den Punkt etwa zwei Minuten lang gleichmäßig und anhaltend. Anschließend massieren Sie den Punkt auf der anderen Hand in der gleichen Weise.

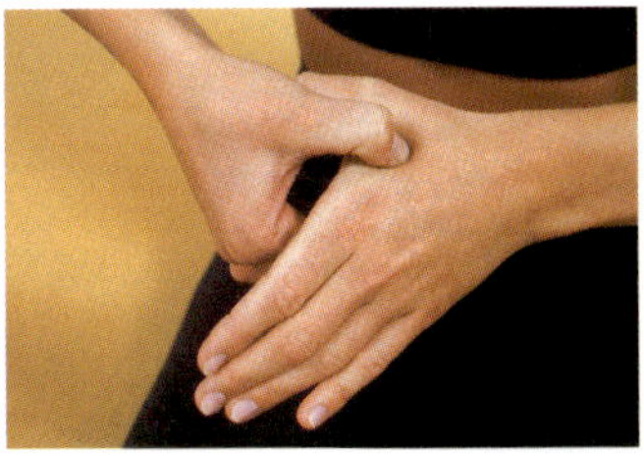

Zunächst die Hand reiben, dann zwei Minuten gleichmäßig drücken

**Warnhinweis:**
Diesen Punkt nicht in der Schwangerschaft massieren!

## Paßtor des Äußeren

**So finden Sie den Punkt:**
Der Punkt befindet sich auf dem Armrücken zwei Fingerbreit über der Handgelenksbeugefalte, zwischen den beiden Unterarmknochen.

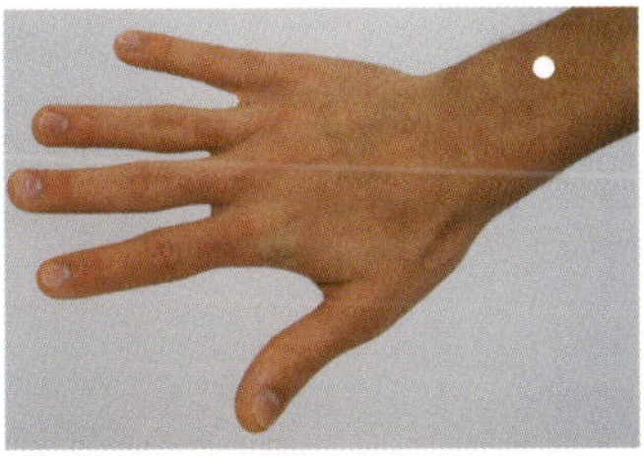

Der Punkt liegt auf dem Armrücken zwischen den Unterarmknochen

**So akupressieren Sie:**
*Gleichmäßig drücken*
Drücken Sie den Punkt ein bis zwei Minuten mit dem Daumen mit konstantem Druck. Anschließend drücken Sie ihn am anderen Arm.

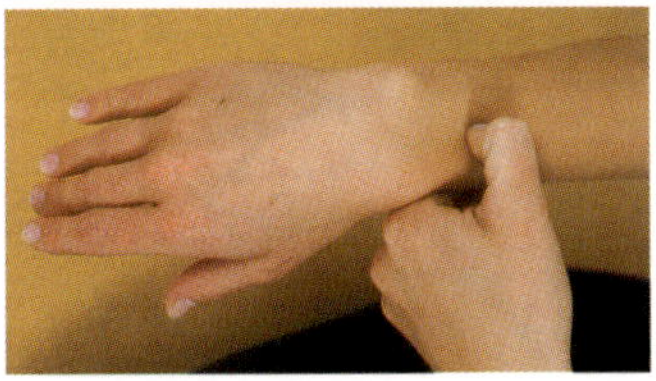

Ein bis zwei Minuten gleichmäßig drücken

## Teich des Windes

**So finden Sie den Punkt:**
Der Punkt Teich des Windes befindet sich am Unterrand des Hinterkopfes neben der Mittellinie des Kopfes, zwischen den beiden an dieser Stelle erspürbaren Muskeln.

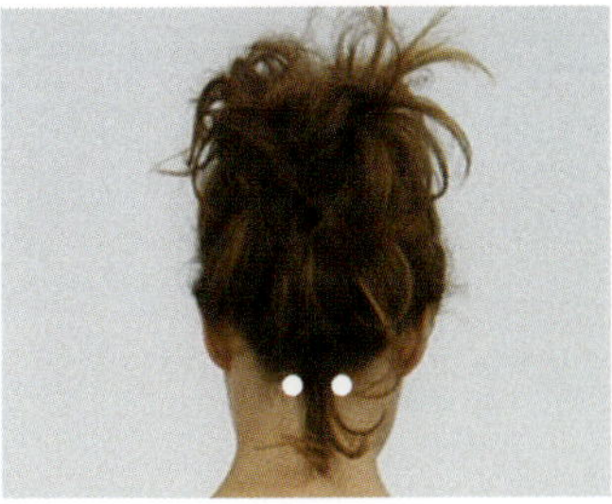

Der Punkt liegt am Unterrand des Schädelknochens

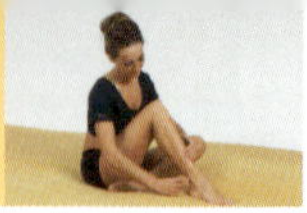

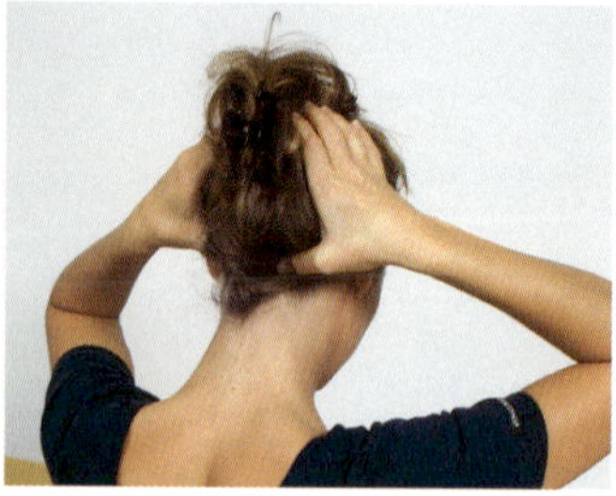

Ein bis zwei Minuten kreisend drücken

**So akupressieren Sie:**
*Kreisend drücken*
Legen Sie die Daumenkuppen beidseits auf den Punkt. Führen Sie dann mit mäßig starkem Druck kleine, kreisende Bewegungen durch. Wechseln Sie die Richtung beim Kreisen. Massieren Sie den Punkt ein bis zwei Minuten gleichzeitig auf beiden Seiten.

## Wolkenbruch

**So finden Sie den Punkt:**
Der Punkt Wolkenbruch befindet sich an der Arminnenseite eineinhalb Fingerbreit über der Beugefalte des Handgelenks, in einer kleinen Vertiefung an der Daumenseite (siehe S. 34).

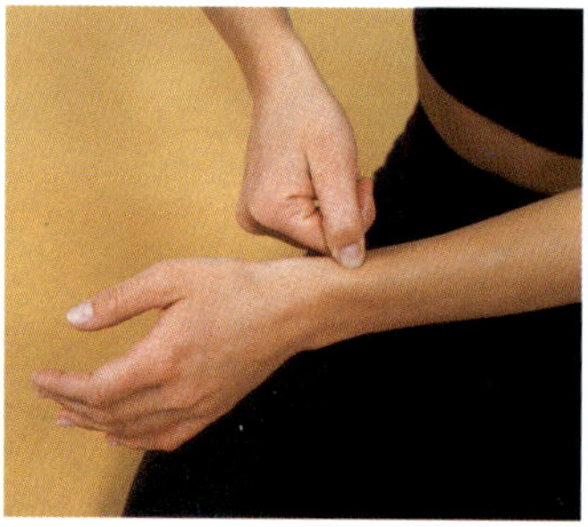

Eine Minute gleichmäßig und kräftig drücken

**So akupressieren Sie:**
*Gleichmäßig drücken*
Legen Sie den Daumen auf den Punkt und üben Sie eine Minute lang konstanten, relativ kräftigen Druck aus. Drücken Sie diesen Punkt anschließend auch an der anderen Hand.

## Residenz der Mitte

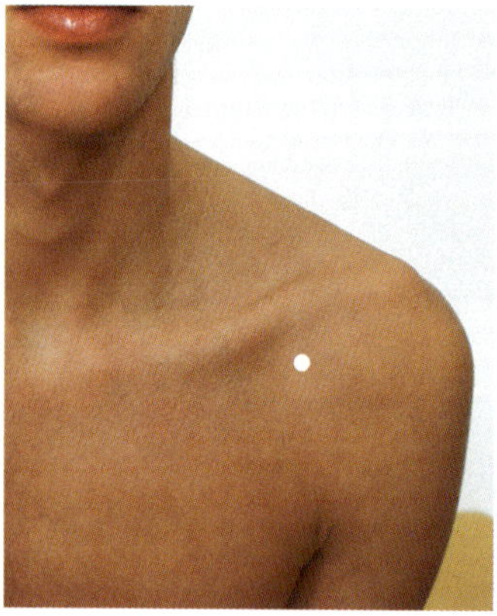

Der Punkt liegt zwischen Schlüsselbein und Schultergelenk

**So finden Sie den Punkt:**
Der Punkt Residenz der Mitte befindet sich an der vorderen Schulterseite, in einer kleinen Vertiefung zwischen Schlüsselbein und Schultergelenk.

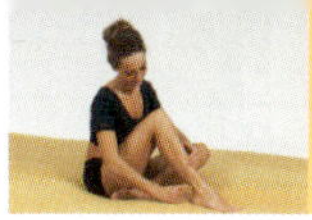

**So akupressieren Sie:**
*Kreisend drücken*
Drücken Sie den Punkt mit dem Zeigefinger mit mäßig starkem Druck in ganz kleinen, kreisenden Bewegungen; zuerst im Uhrzeigersinn, dann in der Gegenrichtung. Massieren Sie den Punkt auf beiden Seiten jeweils ein bis zwei Minuten.

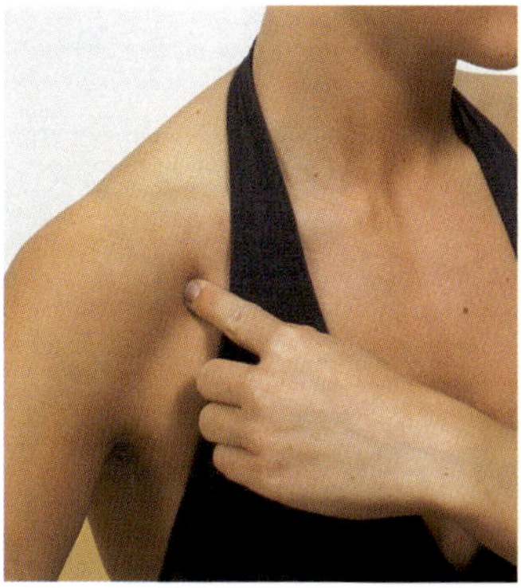

Ein bis zwei Minuten kreisend drücken

## Siegelhalle

**So finden Sie den Punkt:**
Er befindet sich zwischen den Augenbrauen (siehe S. 31).
**So akupressieren Sie:**
*Kreisend drücken*
Massieren Sie den Punkt mit dem Zeigefinger zwei bis drei Minuten in kleinen Kreisen. Wechseln Sie nach der Hälfte der Zeit die Richtung.

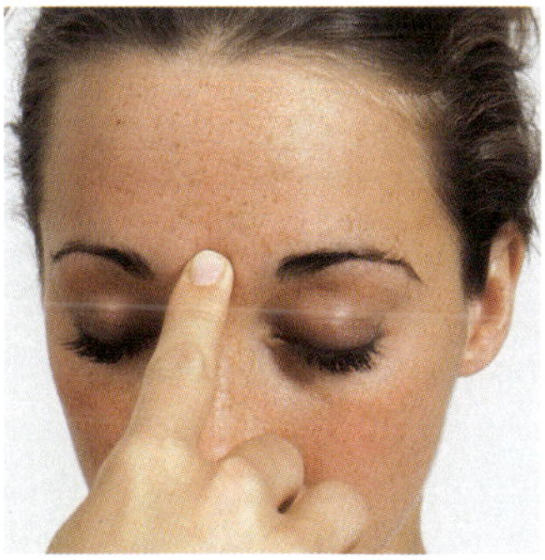

Zwei bis drei Minuten kreisend drücken

## Drei Längen zum Fuß

**So finden Sie den Punkt:**
Der Punkt Drei Längen zum Fuß befindet sich drei Fingerbreit unterhalb des äußeren Kniegelenksgrübchens an der Außenseite der Schienbeinkante.
**So akupressieren Sie:**
*Kreisend drücken und Haut reiben*
Setzen Sie die Daumen- oder die Zeige- und Mittelfingerspitze senkrecht auf den Punkt und massieren Sie ihn

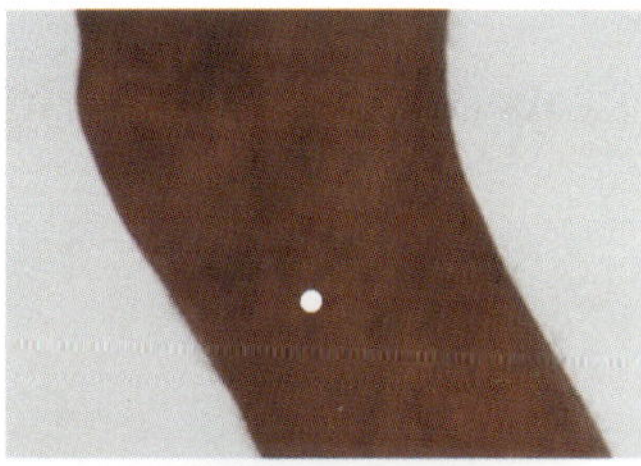

Der Punkt liegt an der Außenseite der Schienbeinkante

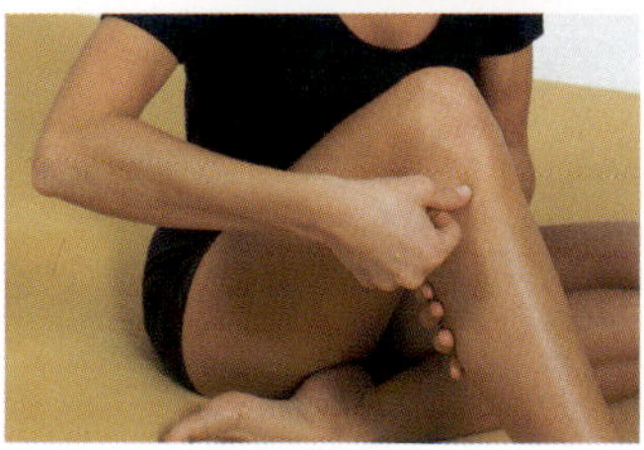

Zwei Minuten kreisend drücken

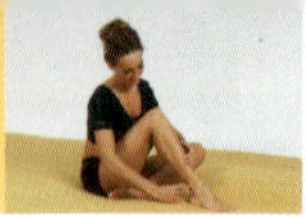

in kleinen Kreisen, zunächst im Uhrzeigersinn, dann andersherum, je eine Minute pro Richtung. Reiben Sie anschließend locker mit der Handfläche die Außenseite des Unterschenkels.

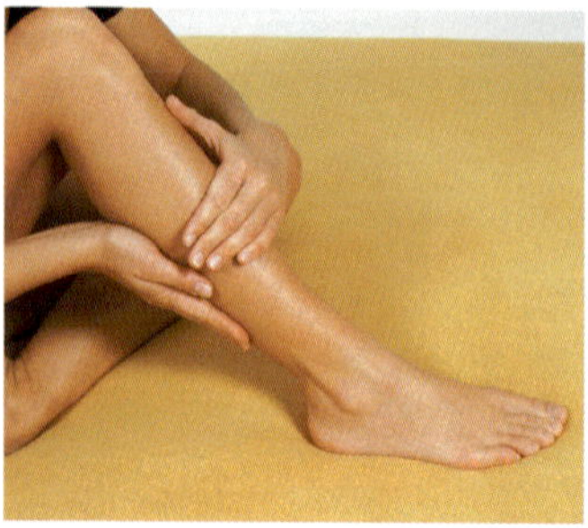

Zwei Minuten locker die Außenseite des Unterschenkels reiben

Üben Sie nur leichten Druck aus. Nach zwei Minuten sollte diese Hautregion angenehm warm sein.

Wechseln Sie nun das Bein. Drücken Sie zuerst den Punkt Drei Längen zum Fuß und reiben Sie anschließend auch dieses Bein.

**Was sonst noch hilft**

Stärken Sie frühzeitig Ihre Abwehrkräfte durch kalt-warme Wasseranwendungen und Echinaceapräparate. Wohltuend bei Stirn- und Kieferhöhlenbeschwerden sind Inhalationen mit ätherischen Ölen.

Stirn- und Kieferhöhlenentzündungen können auf Probleme im Darm hinweisen

Aus der Sicht der Traditionellen Chinesischen Medizin bestehen funktionelle Zusammenhänge zwischen der Schleimhaut der Kopfhöhlen und der Darmschleimhaut. Häufig wiederkehrende Entzündungen der Stirn- und Kieferhöhlen können demnach auch auf Probleme im Darmbereich hinweisen. Wenn Sie einen solchen Zusammenhang bei sich vermuten, suchen Sie am besten einen in TCM geschulten Therapeuten auf. Möglicherweise schafft Ihnen eine „Darmreinigungskur“ verbunden mit einer Umstellung der Ernährung Erleichterung.

**Akupressurprogramm bei Stirn- und Kieferhöhlenbeschwerden:**

- Tal am Zusammenschluß
- Paßtor des Äußeren
- Teich des Windes
- Wolkenbruch
- Residenz der Mitte
- Siegelhalle
- Drei Längen zum Fuß

## Bronchitis

12:20

Eine Bronchitis macht sich bemerkbar durch Kurzatmigkeit, verschleimte Atemwege, Husten mit Auswurf und allgemeines Unwohlsein. Wichtige Ursachen für ihre Entstehung sind Rauchen, Luftverschmutzung und Infektionen der Atemwege. Vor Beginn einer Akupressurbehandlung sollten die Ursachen einer auftretenden Bronchitis in jedem Fall ärztlich abgeklärt werden.

### Siegelhalle

**So finden Sie den Punkt:**
Er befindet sich zwischen den Augenbrauen (siehe S. 31).
**So akupressieren Sie:**
*Kreisend drücken*
Drücken Sie den Punkt, bis Sie die richtige Druckstärke gefunden haben. Massieren Sie ihn dann zwei bis drei Minuten in kleinen, kreisenden Bewegungen, zuerst rechts- und dann linksherum.

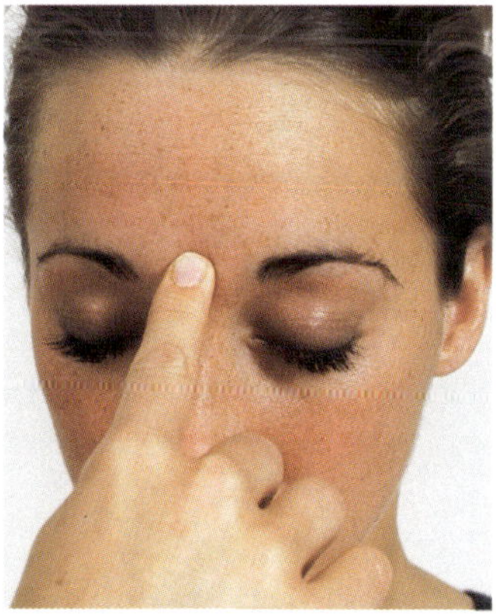

Zwei bis drei Minuten kreisend drücken

### Teich des Windes

**So finden Sie den Punkt:**
Der Punkt Teich des Windes befindet sich am Unterrand des Hinterkopfes, zwischen zwei deutlich spürbaren Muskeln neben der Mittellinie des Kopfes (siehe S. 37).
**So akupressieren Sie:**
*Kreisend drücken*
Massieren Sie den Punkt beidseits mit den Daumenkuppen mit mäßig starkem Druck ein bis zwei Minuten in ganz kleinen, kreisenden Bewegungen, zuerst rechts- und dann linksherum.

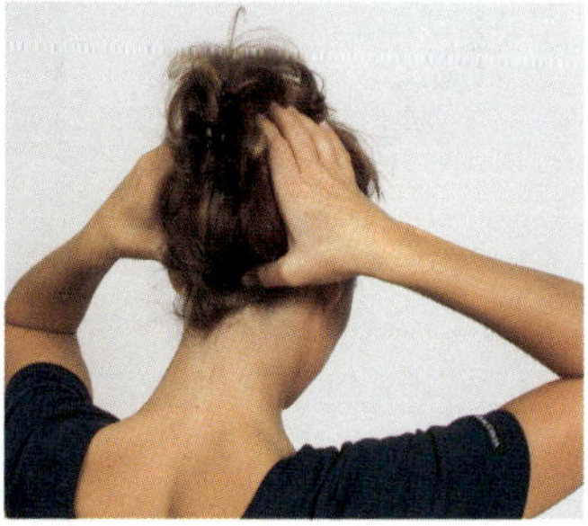

Ein bis zwei Minuten kreisend drücken

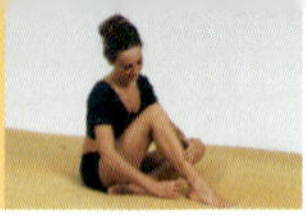

### Tal am Zusammenschluß

**So finden Sie den Punkt:**

Tal am Zusammenschluß liegt auf dem höchsten Punkt des Muskelwulstes, der sich formt, wenn Mittelfinger und Daumen ein O formen (siehe S. 33).

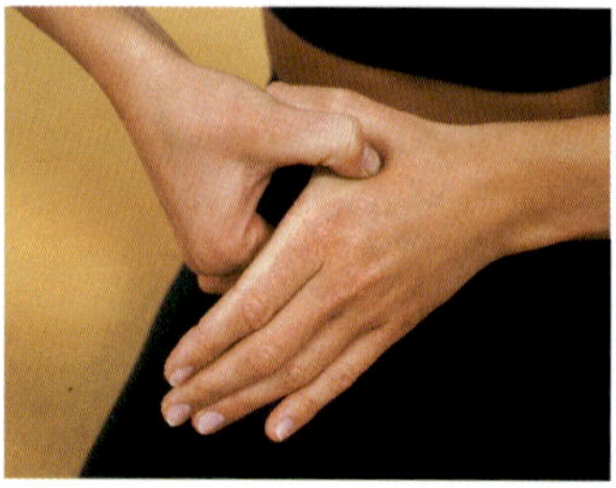

Zunächst die Hand reiben, dann zwei Minuten gleichmäßig drücken

**So akupressieren Sie:**

*Haut reiben und gleichmäßig drücken*

Reiben Sie zunächst ein bis zwei Minuten die Daumenseite der Hand, bis sich die Haut erwärmt. Drücken Sie dann mit dem Daumen den Punkt Tal am Zusammenschluß etwa zwei Minuten lang gleichmäßig und anhaltend. Anschließend massieren Sie den Punkt auf der anderen Hand in der gleichen Weise.

**Warnhinweis:**

Diesen Punkt nicht in der Schwangerschaft massieren!

### Drei Längen zum Fuß

**So finden Sie den Punkt:**

Sie finden den Punkt an der Außenseite des Knies, drei Fingerbreit unterhalb des Kniegelenksgrübchens an der Außenseite der Schienbeinkante (siehe S. 39).

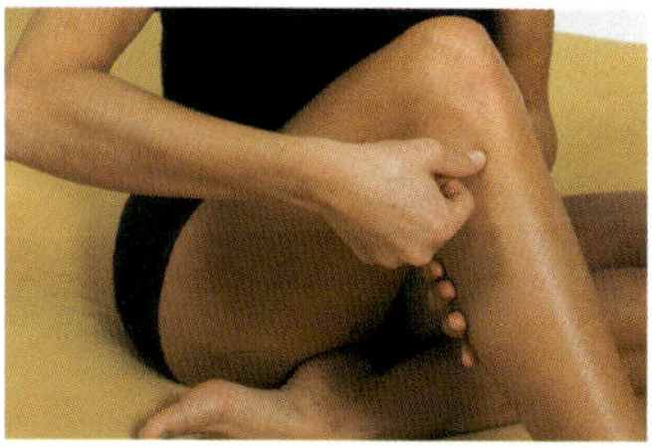

Zwei Minuten kreisend drücken, dann locker den Unterschenkel reiben

**So akupressieren Sie:**

*Kreisend drücken und Haut reiben*

Legen Sie die Daumen- oder die Zeige- und Mittelfingerspitze auf den Punkt und massieren Sie ihn kräftig in kleinen Kreisen; zunächst im Uhrzeigersinn, dann andersherum, je eine Minute pro Richtung. Reiben Sie anschließend locker mit der Handfläche ca. zwei Minuten die Außenseite des Unterschenkels. Üben Sie nur leichten Druck aus.

Wechseln Sie nun das Bein. Drücken Sie zuerst den Punkt Drei Längen zum Fuß und reiben Sie dann auch dieses Bein.

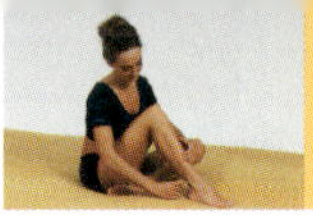


## Yang-Paßtor des Lendenbereichs

**So finden Sie den Punkt:**

Der Punkt befindet sich auf der Wirbelsäule unterhalb des vierten Lendenwirbels, das ist auf einer Höhe mit den Oberkanten der Beckenknochen (siehe S. 33).

**So akupressieren Sie:**

*Kreisend drücken*

Drücken Sie den Punkt in kleinen, kreisenden Bewegungen, jeweils eine Minute links- und eine Minute rechtsherum. Reiben Sie die Haut anschließend ca. drei Minuten mit der Handfläche.

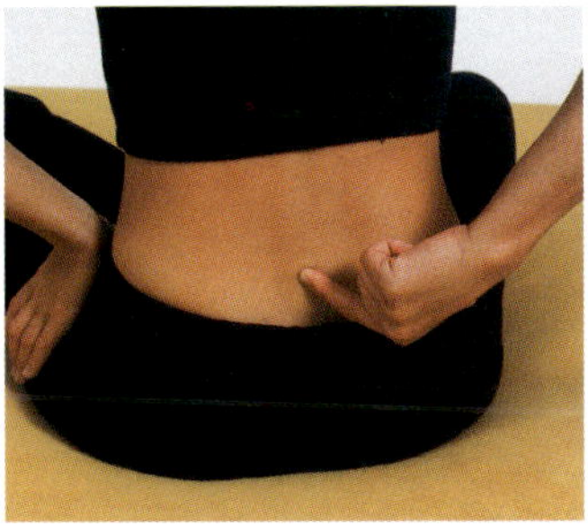

Zwei Minuten kreisend drücken und danach die Haut reiben

**Warnhinweis:**
Diesen Punkt nicht in der Schwangerschaft massieren.

## Großer Wirbel

**So finden Sie den Punkt:**

Der Punkt befindet sich auf der Wirbelsäule, zwischen dem untersten Halswirbel und dem obersten Brustwirbel. Legen Sie die Fingerspitzen zwischen die Schultern auf die Wirbelsäule und beugen Sie den Kopf etwas vor. Der Dornfortsatz des untersten Halswirbels tritt nun etwas stärker hervor: Unter diesem Dornfortsatz finden Sie den Punkt (siehe S. 32).

**So akupressieren Sie:**

*Kreisend drücken und Haut reiben*

Drücken Sie den Punkt in kleinen, kreisenden Bewegungen, jeweils eine Minute links- und rechtsherum. Reiben Sie anschließend ca. drei Minuten mit der Handfläche kräftig die Haut um den soeben gedrückten Punkt.

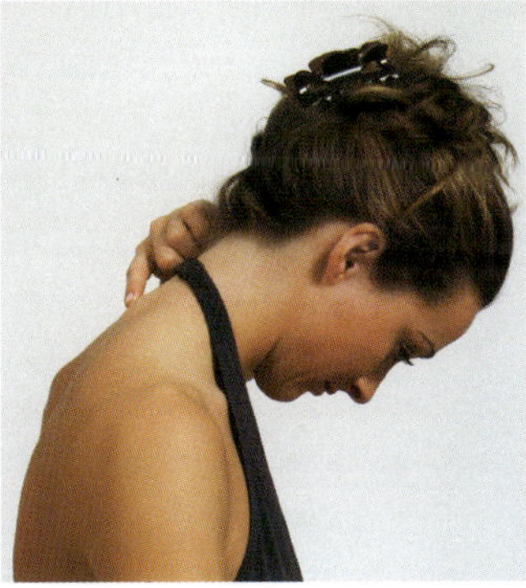

Zwei Minuten kreisend drücken, danach noch drei Minuten die Haut reiben

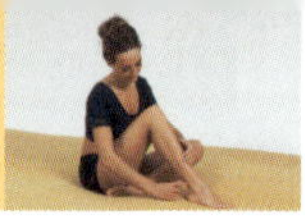

## Kreuzung der drei Yin-Bahnen

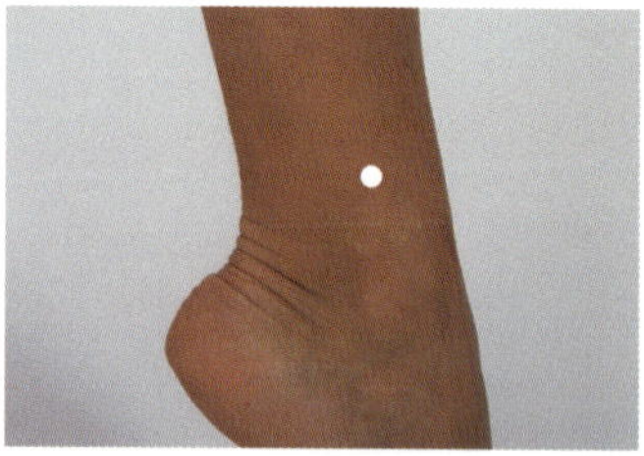

Der Punkt liegt eine Handbreit über dem höchsten Punkt des Innenknöchels

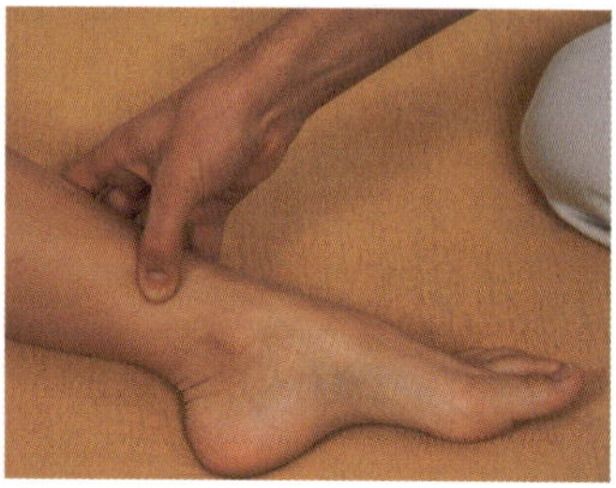

Den Fuß aufwärmen und den Punkt zwei Minuten kreisend drücken

**So finden Sie den Punkt:**
Er befindet sich am Unterschenkel, eine Handbreit über dem höchsten Punkt des Fußinnenknöchels an der Hinterkante des Schienbeins.

**So akupressieren Sie:**
*Kreisend drücken*
Wärmen Sie zunächst Ihre Füße, indem Sie sie kräftig reiben. Massieren Sie dann den Punkt mit dem Daumen in kleinen Kreisen, je eine Minute in jede Richtung, erst an einem, dann am anderen Bein.

**Warnhinweis:**
Dieser Punkt kann Wehen auslösen und darf nicht in der Schwangerschaft massiert werden.

## Was sonst noch hilft

Ätherische Öle und Teezubereitungen wirken schleimlösend

Bei akuten Atemwegsinfektionen sind feucht-heiße Wickel über dem Brustbein eine Wohltat. Inhalationen mit ätherischen Ölen befreien die Atemwege. Hustenreizlindernd und schleimlösend wirken Teezubereitungen mit pflanzlichen Wirkstoffen, zum Beispiel Isländisch Moos, Spitzwegerich, Eibisch, Haselwurz, Primel, Wollblume oder Thymian.

**Akupressurprogramm bei Bronchitis:**
- Siegelhalle
- Teich des Windes
- Tal am Zusammenschluß
- Drei Längen zum Fuß
- Yang-Paßtor des Lendenbereichs
- Großer Wirbel
- Kreuzung der drei Yin-Bahnen

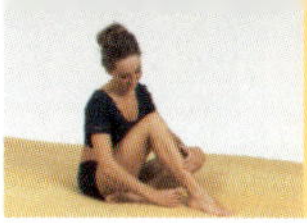

Praxis

## Kopfschmerzen

16:20

Kopfschmerzen gehören zu den häufigsten und dabei unangenehmsten Befindlichkeitsstörungen. Vermutlich hat fast jeder in seinem Leben schon einmal deswegen zur Tablette gegriffen. Durch die unterschiedlichsten Ursachen ausgelöst, gehen die meisten Kopfschmerzarten von selbst wieder vorbei. Die Akupressur bestimmter Punkte kann jedoch erleichternd wirken und den Griff zur Tablette ersparen.

Kopfschmerzen werden häufig mit Tabletten bekämpft

**Hinweis:**
Bleiben Kopfschmerzen länger bestehen, oder treten plötzlich und ohne erkennbaren Grund heftige Schmerzen auf, sollten Sie umgehend einen Arzt oder eine Ärztin aufsuchen und die Ursachen untersuchen lassen. Je nach der Lokalisation der Schmerzen können Sie jedoch mit Akupressur ein Basisprogramm zur Schmerzlinderung durchführen.

### Haut über der Stirn verschieben

Legen Sie die Fingerspitzen der beiden Hände aneinander auf die Mittellinie der Stirn. Ziehen Sie nun langsam, mit kräftigem und gleichmäßigem Druck, die Fingerspitzen nach außen bis zum Haaransatz. Setzen Sie wieder neu an, und wiederholen Sie die Streichungen insgesamt fünfmal. Eine einzelne Streichung sollte mindestens drei Sekunden dauern.

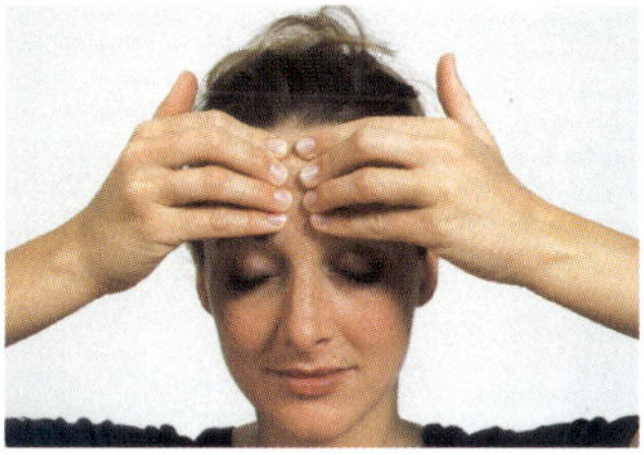

Die Fingerspitzen langsam nach außen ziehen

### Punkte auf der Stirn drücken

Nun drücken Sie die Stirn mit den Fingerspitzen Punkt für Punkt. Setzen Sie die Finger nebeneinander auf den Augenbrauen an, und gehen Sie Punkt für Punkt gleichmäßig drückend nach außen. Halten Sie jeden Punkt einen Atemzyklus gedrückt, bevor Sie die Finger weitersetzen.

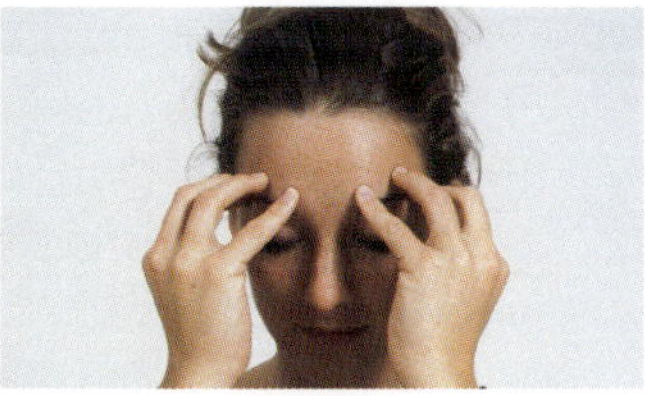

Punkt für Punkt die Finger nach außen versetzen und Druck ausüben

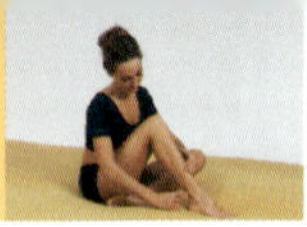

## Teich des Windes

Der Punkt Teich des Windes ist gerade, wenn Kopfschmerzen entstehen, ein sehr wirkungsvoller Punkt.

**So finden Sie den Punkt:**

Der Punkt befindet sich am Unterrand des Hinterkopfes, neben der Mittellinie des Kopfes zwischen zwei deutlich spürbaren Muskeln (siehe S. 37).

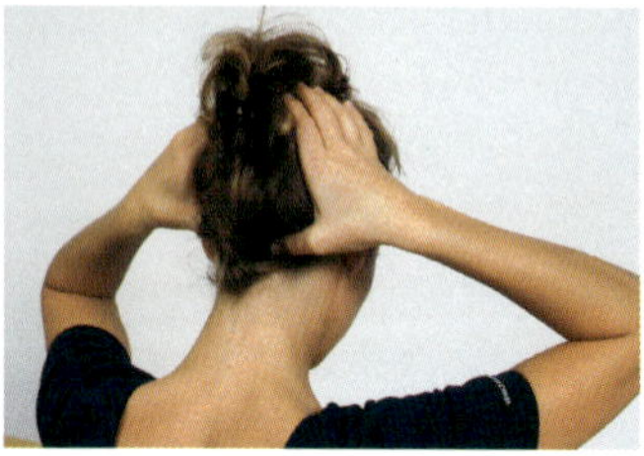

Ein bis zwei Minuten kreisend drücken

**So akupressieren Sie:**

*Kreisend drücken*

Legen Sie die Daumenkuppen beidseits auf den Punkt, und führen Sie dann mit mäßig starkem Druck kleine, kreisende Bewegungen erst in die eine, dann in die andere Richtung durch. Massieren Sie den Punkt ein bis zwei Minuten gleichzeitig auf beiden Seiten.

## Hundert Treffen

**So finden Sie den Punkt:**

Der Punkt liegt genau an der höchsten Stelle des Scheitels. Um ihn zu finden, fahren Sie mit den Zeigefingern beidseits vom höchsten Punkt der Ohrmuschel seitlich am Kopf hoch.

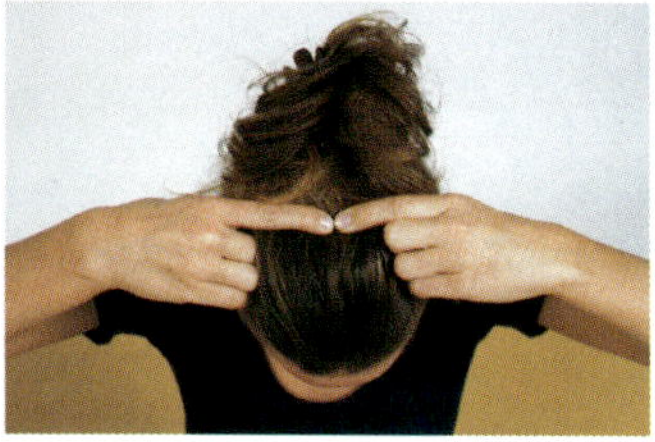

Den Punkt eine halbe Minute kreisend drücken, dann mit den Fingern nach hinten streichen

**So akupressieren Sie:**

*Kreisend drücken*

Drücken Sie den Punkt 20 bis 30 Sekunden in kleinen, kreisenden Bewegungen, zuerst mit, dann gegen den Uhrzeigersinn. Gleiten Sie dann mit etwas Druck auf dem Scheitel weiter nach hinten, bis Sie einen kleinen, tastbaren Knochenvorsprung erreichen. Wiederholen Sie diese Massage fünfmal. Im Anschluß daran reiben Sie von Hundert Treffen noch fünfmal in kleinen Kreisen genau seitlich herab bis über die Ohrmuscheln.

**Hinweis:**

Diese Anwendung ist gut gegen Kopfschmerzen und fördert gleichzeitig die Konzentration.

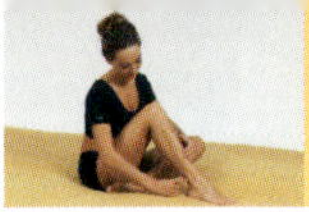


## Tal am Zusammenschluß

**So finden Sie den Punkt:**

Der Punkt liegt auf dem höchsten Punkt des Muskelwulstes, der sich formt, wenn Mittelfinger und Daumen ein O bilden (siehe S. 33).

**So akupressieren Sie:**

*Haut reiben und gleichmäßig drücken*

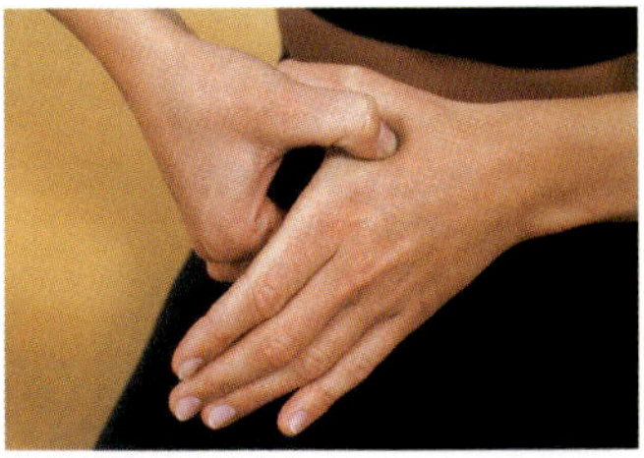

Zunächst die Hand reiben, dann zwei Minuten gleichmäßig drücken

Reiben Sie zunächst von der seitlichen Handwurzel bis zur seitlichen Zeigefingerspitze ein bis zwei Minuten kräftig die Haut. Drücken Sie nun den Punkt Tal am Zusammenschluß mit dem Daumen zwei Minuten lang mit gleichmäßigem Druck. Der Druck soll so stark sein, wie Sie es ohne Mühe zulassen können. Massieren Sie dann die andere Hand. Reiben Sie zunächst auch diese kräftig, bevor Sie den Punkt drücken.

**Warnhinweis:**
Diesen Punkt nicht in der Schwangerschaft massieren!

## Drei Längen zum Fuß

**So finden Sie den Punkt:**

Er befindet sich drei Fingerbreit unterhalb des Kniegelenksgrübchens an der Außenseite des Schienbeins (siehe S. 39).

**So akupressieren Sie:**

*Kreisend drücken und Haut reiben*

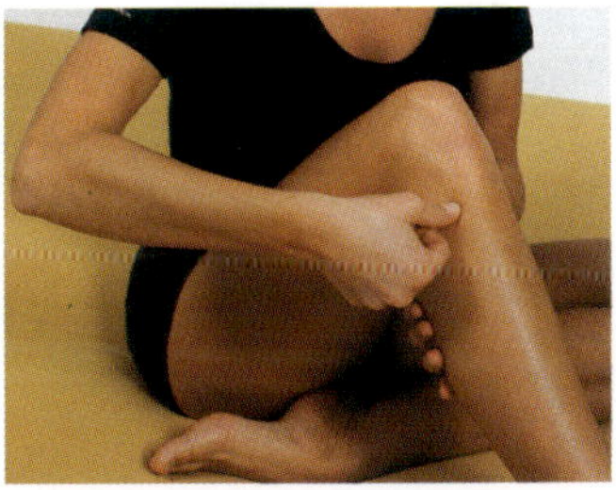

Zwei Minuten kreisend drücken, dann locker den Unterschenkel reiben

Massieren Sie den Punkt kräftig in kleinen Kreisen; zunächst im Uhrzeigersinn, danach andersherum, je eine Minute pro Richtung. Reiben Sie anschließend locker mit der Handfläche die Außenseite des Unterschenkels. Üben Sie nur leichten Druck aus. Nach zwei Minuten sollte diese Hautregion angenehm warm sein. Wechseln Sie nun das Bein. Drücken Sie zuerst den Punkt Drei Längen zum Fuß und reiben Sie dann auch dieses Bein.

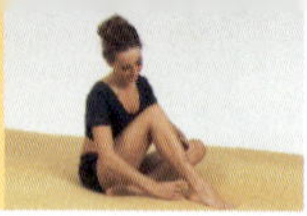

## Großes Heranstürmen

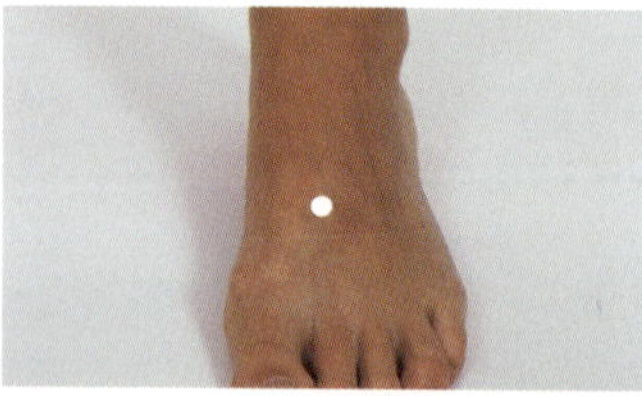

Der Punkt liegt zwischen dem ersten und zweiten Mittelfußknochen

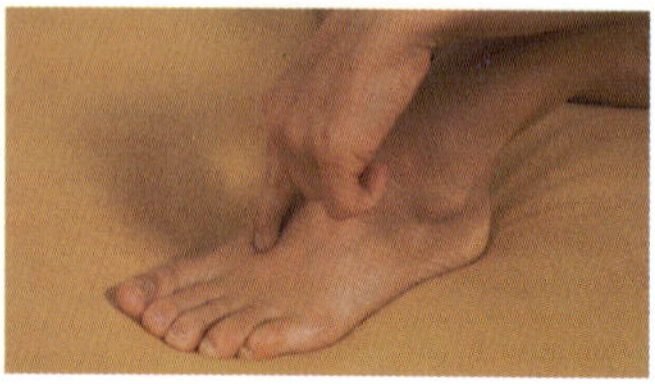

Den Fuß durch Hautreiben anwärmen, den Punkt erst eine Minute gleichmäßig, dann kreisend drücken

**So finden Sie den Punkt:**
Der Punkt Großes Heranstürmen befindet sich auf dem Fußrücken zwischen dem ersten und dem zweiten Mittelfußknochen.

**So akupressieren Sie:**
*Haut reiben, gleichmäßig und kreisend drücken*
Zunächst wärmen Sie den Fußrücken und den Unterschenkel durch sanftes Hautreiben an. Drücken Sie dann den Punkt Großes Heranstürmen mit der Daumenkuppe oder der Zeigefingerspitze so stark, wie Sie es gerade aushalten. Halten Sie den Druck etwa eine Minute. Lösen Sie ihn dann, und führen Sie eine weitere Minute lang kleine, kreisende Bewegungen mit weniger Druck durch, zunächst im, dann gegen den Uhrzeigersinn.

## Was sonst noch hilft

Rücken- und Nackenmassagen wirken entspannend

Gerade bei Kopfschmerzen können die Ursachen auch in einer verspannten Muskulatur liegen. Wenn Sie die Möglichkeit haben, lassen Sie sich eine entspannende Rückenmassage verabreichen. Der Schwerpunkt der Massage liegt auf der Nackenmuskulatur, die mit sanften Streichungen und leichten Knetungen gelockert werden kann. Aber auch ein warmes Vollbad oder eine feucht-heiße Nackenkompresse können akute Spannungskopfschmerzen lindern.

**Akupressurprogramm bei Kopfschmerzen:**

- Haut über der Stirn verschieben
- Punkte auf der Stirn drücken
- Teich des Windes
- Hundert Treffen
- Tal am Zusammenschluß
- Drei Längen zum Fuß
- Großes Heranstürmen

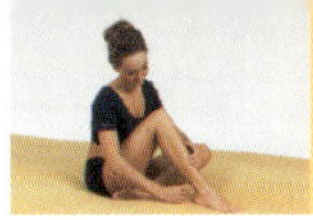



## Nackensteifigkeit

20:50

Einseitig beanspruchende und sitzende Tätigkeiten, aber auch Streß und psychische Belastungen können zu Verspannungen der Nackenmuskulatur führen. Die betroffenen Muskelstränge fühlen sich „bretthart“ an und drücken auf feine, kleine Nervenstränge und die kleinen Blutgefäße, die die Nackenregion mit Nährstoffen versorgen. Die Folge sind Nackenschmerzen, oft verbunden mit starken Bewegungseinschränkungen. Mit Akupressur lassen sich diese Spannungen lösen, Kopf- und Nackenbereich werden freier und beweglicher. Sollten Sie Schwierigkeiten haben, die gezeigten Punkte selbst zu erreichen, lassen Sie sich von Ihrem Partner oder Ihrer Partnerin massieren.

Verhärtete Nackenmuskeln führen zu Bewegungseinschränkungen

### Tal am Zusammenschluß

**So finden Sie den Punkt:**

Formen Sie mit Mittelfinger und Daumen einer Hand ein O und drücken Sie die Finger dabei zusammen. Der Punkt liegt auf dem sich abzeichnenden Muskelwulst (siehe S. 33).

**So akupressieren Sie:**

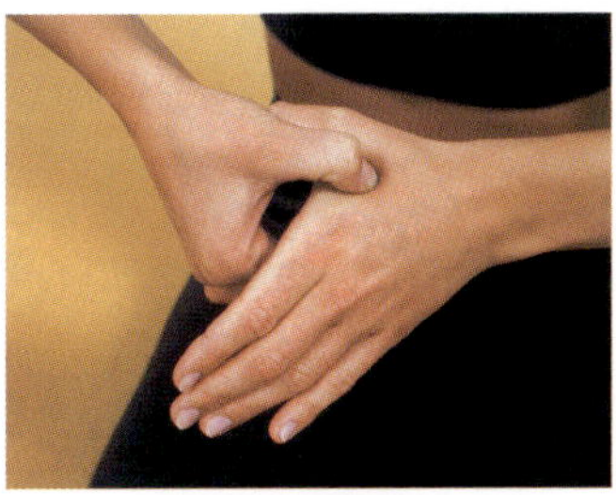

Zunächst die Hand reiben, dann zwei Minuten gleichmäßig drücken

*Haut reiben und gleichmäßig drücken*

Reiben Sie zunächst an der Daumenseite der Hand von der seitlichen Handwurzel bis zur seitlichen Zeigefingerspitze, ein bis zwei Minuten kräftig die Haut, die sich dabei etwas röten darf. Drücken Sie nun den Punkt Tal am Zusammenschluß zwei Minuten lang gleichmäßig und anhaltend mit dem Daumen. Der Druck soll so stark sein, wie Sie es ohne Mühe aushalten können. Massieren Sie dann die andere Hand. Reiben Sie zunächst auch diese kräftig, bevor Sie den Punkt drücken.

**Warnhinweis:**
Diesen Punkt nicht in der Schwangerschaft massieren!

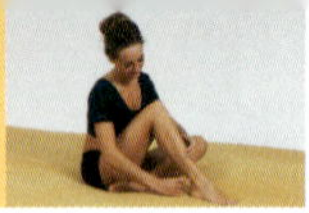

## Nackenstreichungen

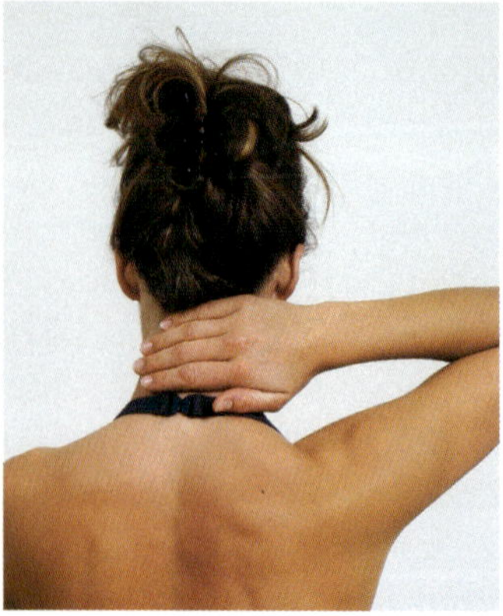

Den Nacken fünf- bis zehnmal seitlich ausstreichen

Legen Sie Ihre rechte Hand in den Nacken und streichen Sie ihn fünf- bis zehnmal langsam und gleichmäßig seitlich zum Hals hin aus. Massieren Sie dann mit der linken Hand die andere Nackenseite auf die gleiche Weise: Streichen Sie auch diese Seite fünf- bis zehnmal seitlich aus.

Nun legen Sie die Fingerspitzen beider Hände auf Höhe der oberen Ohrmuschel seitlich beidseits an den Kopf. Hier liegt der Punkt Am Ohr entlang gelegenes Tal.

Streichen Sie von hier aus auf beiden Seiten mit betontem Druck genau an der Unterkante des Hinterkopfs nach hinten bis zum Punkt Teich des Windes (siehe unten). Führen Sie diese Streichungen mindestens drei Minuten gleichzeitig auf beiden Seiten durch.

## Teich des Windes

**So finden Sie den Punkt:**

Der Punkt befindet sich am Unterrand des Hinterkopfes, beidseitig neben der Mittellinie des Kopfes zwischen den beiden dort erspürbaren Muskeln (siehe S. 37).

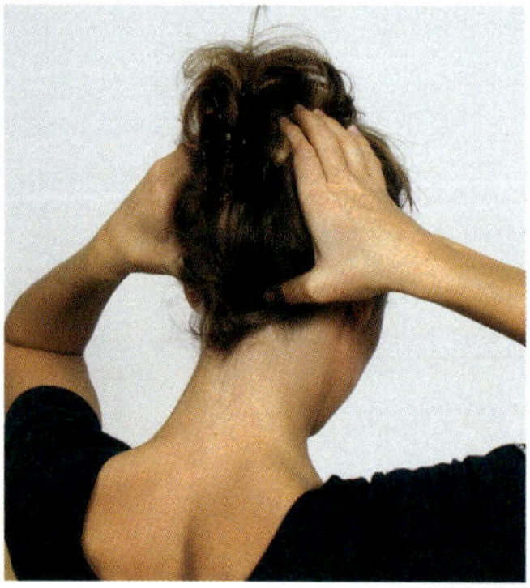

Eine Minute kreisend drücken

**So akupressieren Sie:**

*Kreisend drücken*

Legen Sie beide Daumen jeweils auf den Punkt Teich des Windes links und rechts neben der Mittellinie des Kopfes. Massieren Sie die Punkte mit kreisenden Bewegungen jeweils 30 Sekunden im und 30 Sekunden gegen den Uhrzeigersinn.

## Schulterbrunnen

**So finden Sie den Punkt:**

Der Punkt Schulterbrunnen befindet sich beidseitig auf dem Schultermuskel.

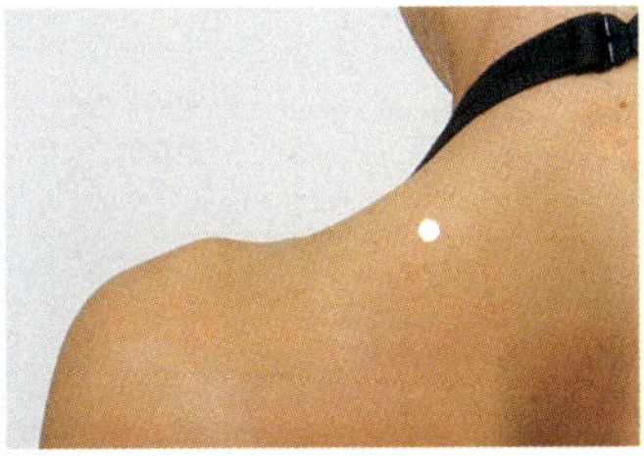

Der Punkt liegt oben auf dem Schultermuskel

**So akupressieren Sie:**

*Haut reiben und kneten*

Greifen Sie den Muskelwulst mit der Hand. Üben Sie soviel Druck aus, wie Sie ihn ohne Schmerzen aushalten können. Kneten und reiben Sie die Muskelpartie zwei bis drei Minuten. Dies kann eventuell etwas unangenehm sein. Massieren Sie anschließend die andere Schulter genauso.

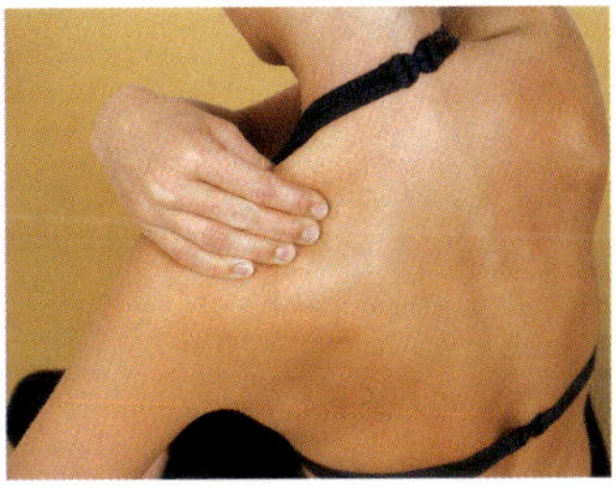

Zwei bis drei Minuten kneten und die Haut reiben

> **Warnhinweis:**
> Diesen Punkt nicht in der Schwangerschaft massieren!

## Aufgehängtes Glöckchen

**So finden Sie den Punkt:**

Der Punkt Aufgehängtes Glöckchen befindet sich an der Außenseite des Unterschenkels, eine Handbreit über dem höchsten Punkt des Fußaußenknöchels.

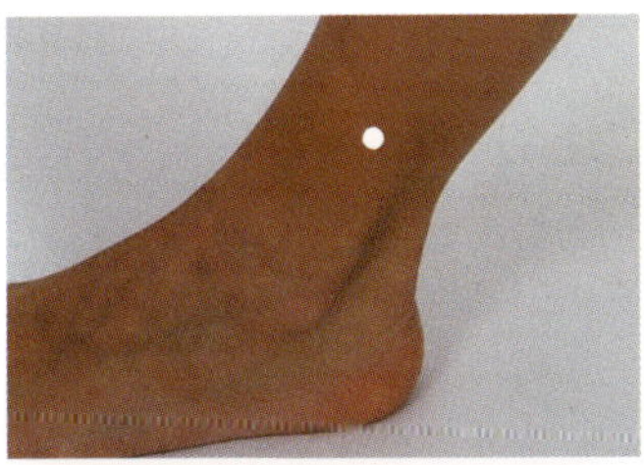

Der Punkt liegt eine Handbreit über dem höchsten Punkt des Außenknöchels

**So akupressieren Sie:**

*Kreisend drücken*

Massieren Sie den Punkt kreisend mit der Daumenkuppe, jeweils eineinhalb Minuten in jede Richtung.

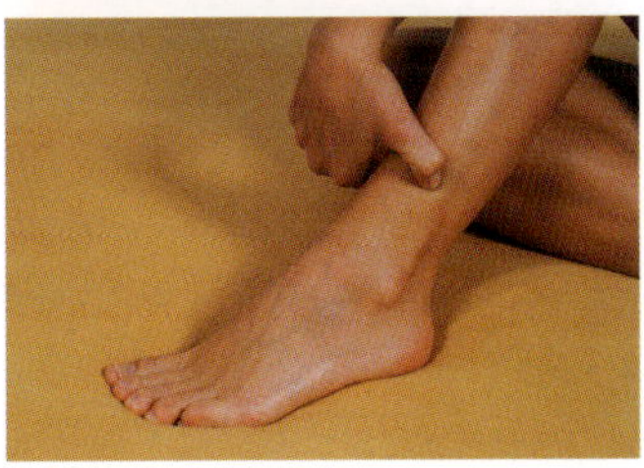

Drei Minuten kreisend drücken

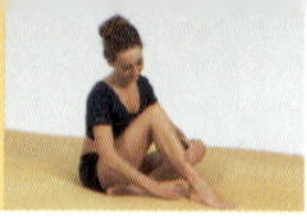

## Unterstützung der Muskelberge

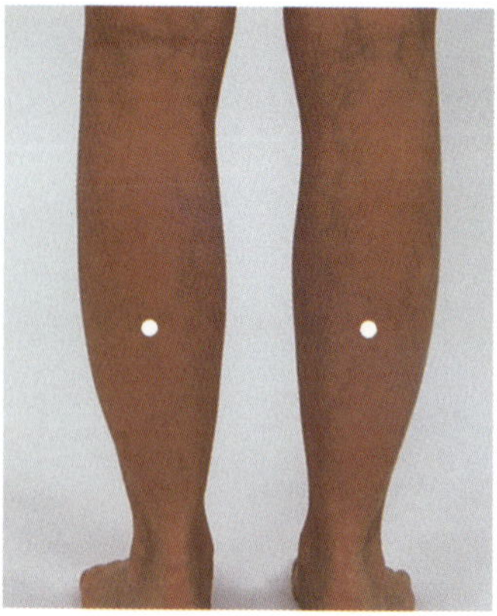

Der Punkt liegt auf halber Länge zwischen Knie und Fuß

**So finden Sie den Punkt:**
Der Punkt Unterstützung der Muskelberge befindet sich auf der Wade, er liegt etwa auf halber Länge zwischen Fuß und Knie. Sie finden ihn in einer Vertiefung zwischen den beiden tastbaren, vom Knie zum Fuß verlaufenden Wadenmuskeln.

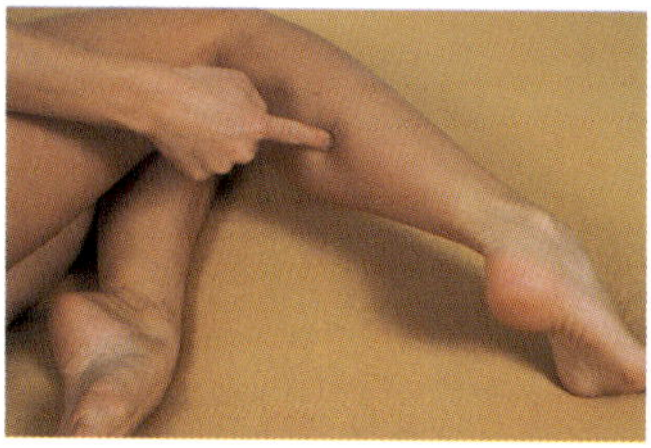

Drei Minuten kreisend drücken

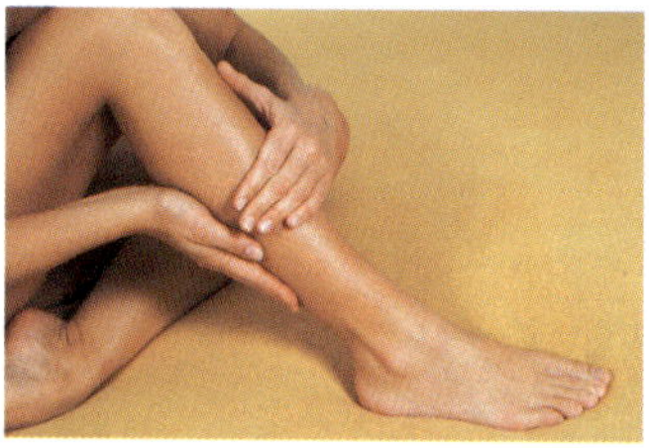

Danach zwei bis drei Minuten den Unterschenkel streichen

**So akupressieren Sie:**
*Kreisend drücken*
Massieren Sie den Punkt mit dem Zeigefinger mit kleinen, kreisenden Bewegungen, jeweils eineinhalb Minuten im und eineinhalb Minuten gegen den Uhrzeigersinn.
Danach bearbeiten Sie noch etwa zwei bis drei Minuten mit streichenden Bewegungen den Unterschenkel vom Knie bis zur Fußaußenseite. Der Unterschenkel soll danach angenehm warm sein. Massieren Sie anschließend die Punkte Aufgehängtes Glöckchen und Unterstützung der Muskelberge am anderen Bein in der gleichen Weise.

## Was sonst noch hilft

Vorbeugend Bewegungs- und Entspannungsübungen durchführen

Führen Sie, um Nackensteifigkeit vorzubeugen, in regelmäßigen Abständen Bewegungs- und Entspannungsübungen durch (siehe zum Beispiel die Übungen auf S. 79). Wiederholen Sie sie, sooft Sie können, am besten stündlich. Wenn Ihr Nacken bereits verspannt ist, hilft neben dem Akupressurprogramm auch ein feucht-heißer Umschlag oder eine Wärmflasche im Nacken.

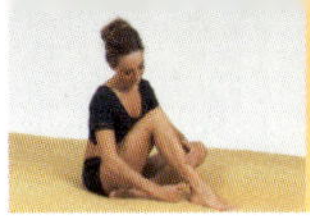

**Akupressurprogramm bei Nackensteifigkeit:**

- Tal am Zusammenschluß
- Nackenstreichungen
- Teich des Windes
- Schulterbrunnen
- Aufgehängtes Glöckchen
- Unterstützung der Muskelberge

## Tennisellbogen

24:20

Häufige Überbelastungen der Unterarmmuskulatur können zu einem sehr unangenehmen Beschwerdebild, dem sogenannten Tennisellbogen, führen. Jegliches Anspannen der Unterarmmuskulatur führt hierbei zu stechenden Schmerzen der Muskelansätze im Ellbogenbereich. Unangenehm ist, daß sich die Schmerzen mit den üblichen Behandlungsmaßnahmen schwer in den Griff bekommen lassen. Die Therapie ist häufig langwierig, und die Beschwerden neigen dazu, wiederzukehren. Die Akupressur ist eine gute ergänzende Behandlungsmöglichkeit, jedoch brauchen Sie auch hierfür Geduld, denn einen Erfolg können Sie nur mit einer regelmäßig durchgeführten Massage erzielen. Ziel der Akupressur ist die Lockerung der verspannten Muskeln und die Bekämpfung des Schmerzes.

Die Behandlung ist häufig langwierig

**Hinweis:**
Behandeln Sie bei akuten Schmerzen im Ellbogenbereich nicht den erkrankten, sondern den gesunden Arm. Bei chronischen, wiederkehrenden Beschwerden sollten Sie die aufgeführten Punkte regelmäßig ein- bis zweimal pro Woche am erkrankten Arm selbst akupressieren.

### Massage des Arms

Massieren Sie den Arm vom Schultergelenk bis zu den Fingerspitzen mit kräftigen Streichungen. Beginnen Sie außen an der Schulter, und streichen Sie den Arm bis zu

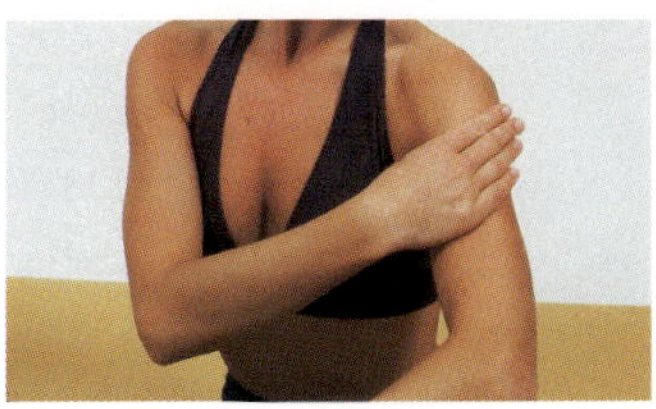

Den Arm etwa drei Minuten kräftig streichen

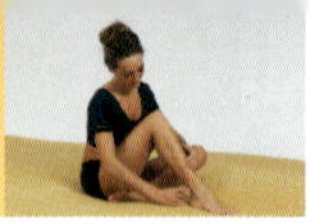

den Fingerspitzen aus, etwa drei Minuten lang. Massieren Sie anschließend nacheinander die Punkte Vorderer Schulterknochen, Gekrümmter Teich und Tal am Zusammenschluß.

## Vorderer Schulterknochen

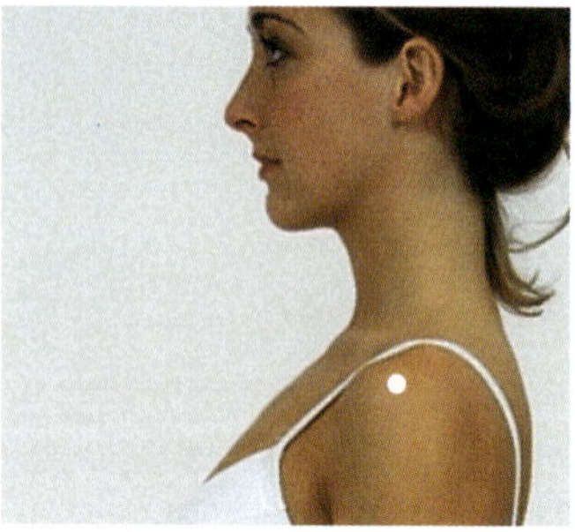

Der Punkt liegt unterhalb eines Knochenvorsprungs

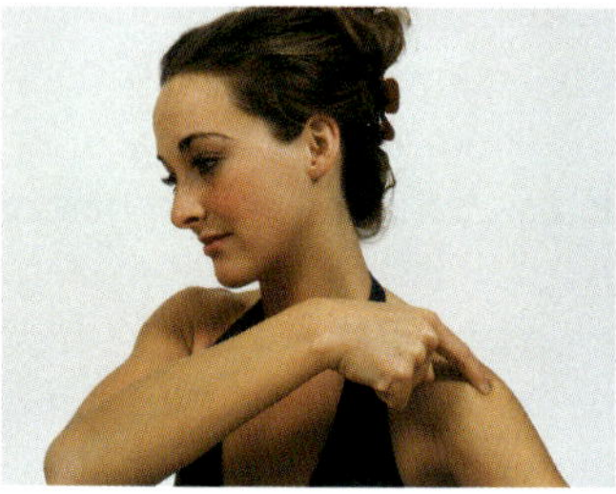

Ein bis zwei Minuten kreisend drücken

**So finden Sie den Punkt:** Strecken Sie den Arm seitwärts aus. Der Punkt findet sich am äußersten Ende der Schulter. Er liegt unterhalb eines Knochenvorsprungs zwischen den hier ansetzenden Muskelsträngen des Oberarms.

**So akupressieren Sie:**
*Kreisend drücken*
Massieren Sie den Punkt mit der Zeigefingerspitze ein bis zwei Minuten in kleinen, kreisenden Bewegungen, wechseln Sie dabei nach der Hälfte der Zeit die Richtung.

## Gekrümmter Teich

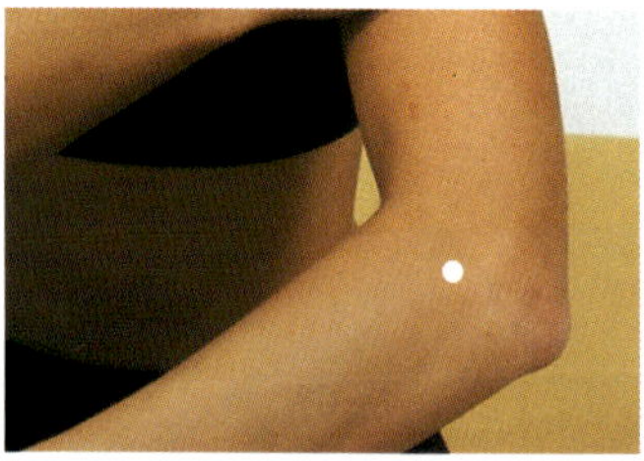

Der Punkt liegt zwischen der Ellbogenfalte und einem Knochenvorsprung

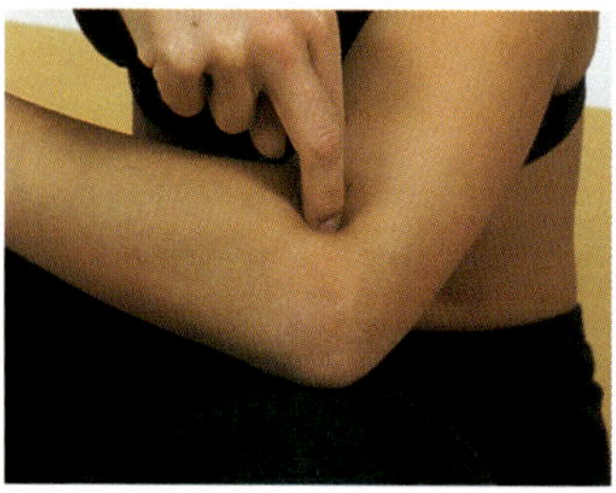

Ein bis zwei Minuten kreisend drücken

**So finden Sie den Punkt:** Der Punkt befindet sich bei gebeugtem Ellbogen in der Mitte zwischen der Falte der Ellbeuge und einem deutlich ersichtlichen Knochenvorsprung auf dem Ellbogen.

**So akupressieren Sie:**
*Kreisend drücken*
Massieren Sie den Punkt mit kräftigem Druck ein bis zwei Minuten in kreisenden Bewegungen. Um den Druck zu verstärken, legen Sie den Mittel- auf den Zeigefinger.

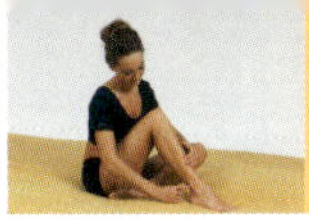


## Tal am Zusammenschluß

**So finden Sie den Punkt:**

Der Punkt liegt auf dem höchsten Punkt des Muskelwulstes, der sich bildet, wenn Mittelfinger und Daumen ein O formen (siehe S. 33).

**So akupressieren Sie:**

*Haut reiben und gleichmäßig drücken*

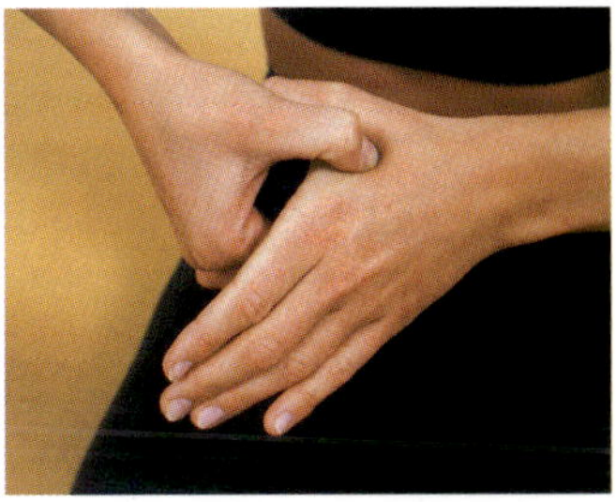

Zunächst die Hand reiben, dann zwei Minuten gleichmäßig drücken

Reiben Sie zunächst ein bis zwei Minuten von der Handwurzel bis zur seitlichen Zeigefingerspitze die Daumenseite Ihrer Hand. Die Haut erwärmt sich und darf sich beim Reiben ruhig etwas röten. Setzen Sie dann den Daumen senkrecht auf den Punkt, finden Sie die richtige Druckstärke und drücken Sie den Punkt gleichmäßig und relativ kräftig etwa zwei Minuten lang. Behandeln Sie den Punkt an der anderen Hand im Anschluß daran auf die gleiche Weise.

**Warnhinweis:**
Diesen Punkt nicht in der Schwangerschaft massieren!

## Himmelsbrunnen

**So finden Sie den Punkt:**

Der Punkt Himmelsbrunnen befindet sich an der Armaußenseite, in einer kleinen Vertiefung oberhalb der Ellbogenspitze.

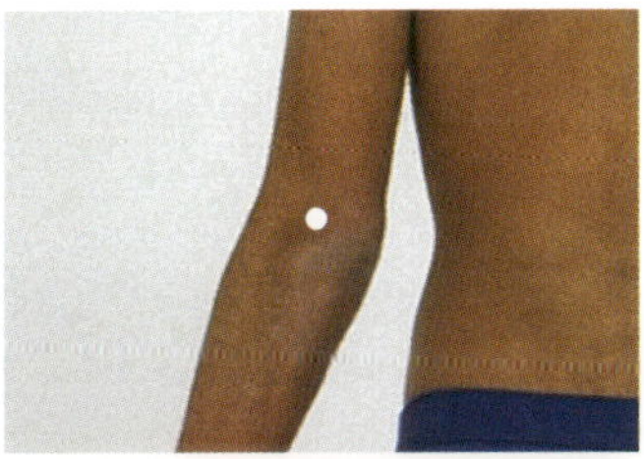

Der Punkt liegt in einer kleinen Vertiefung oberhalb der Ellbogenspitze

**So akupressieren Sie:**

*Haut reiben, gleichmäßig drücken und kreisend drücken*

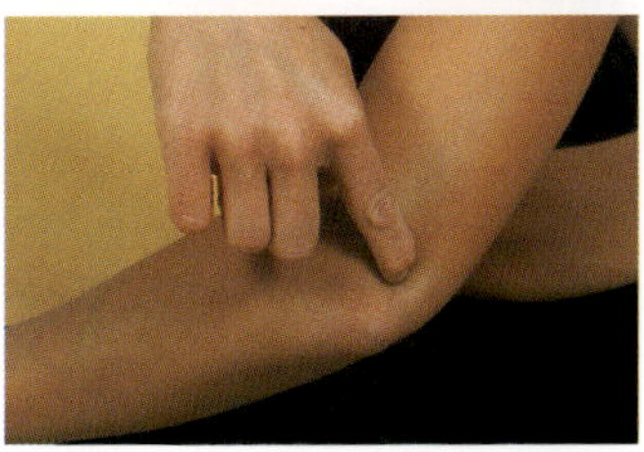

Den Oberarm streichen, dann den Punkt eine Minute gleichmäßig und zwei Minuten kreisend drücken

Streichen Sie zunächst einige Male mit den Fingerspitzen mit strichförmigen Bewegun-

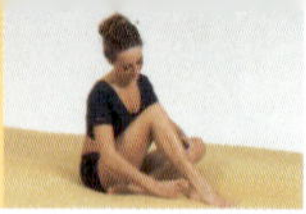

gen von der Schulter über die Oberarmrückseite bis zum Ellbogen. Drücken Sie den Punkt Himmelsbrunnen anschließend mit der Zeigefingerspitze etwa eine Minute gleichmäßig. Der Druck sollte so stark sein, wie Sie es gerade aushalten können. Danach massieren Sie den Punkt jeweils eine Minute im und eine Minute gegen den Uhrzeigersinn in kleinen, kreisenden Bewegungen mit etwas geringerem Druck.

## Paßtor des Äußeren und Paßtor des Inneren

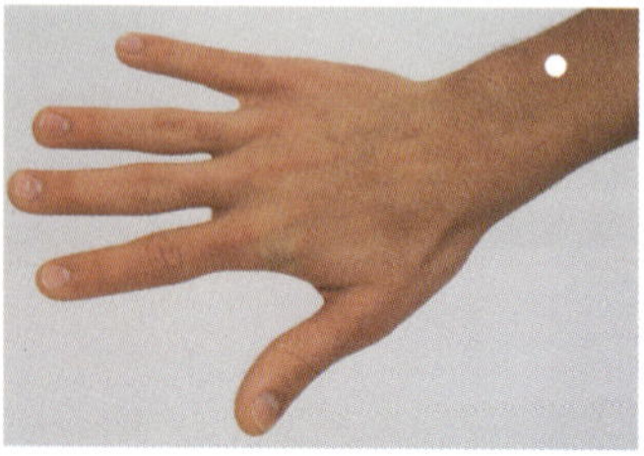

Der Punkt liegt zwischen den Unterarmknochen

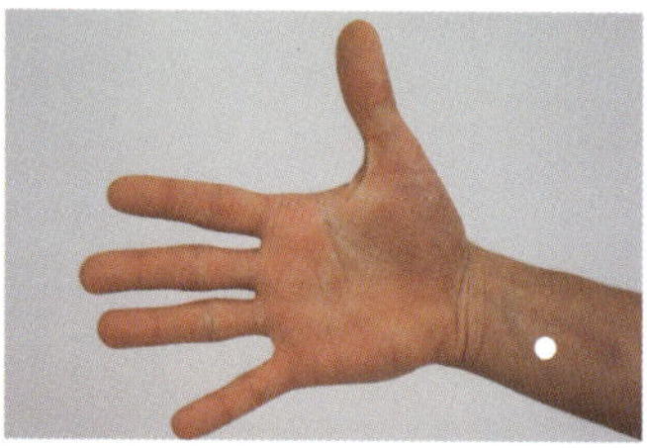

Der Punkt liegt zwischen zwei Sehnen

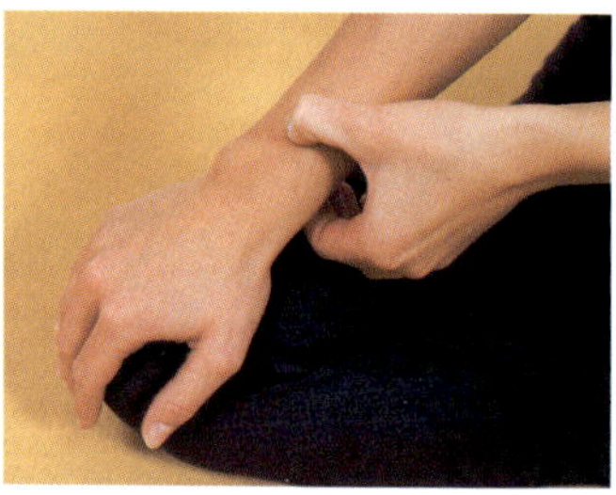

Ein bis zwei Minuten gleichmäßig drücken

**So finden Sie die Punkte:**
Die Punkte Paßtor des Äußeren und Paßtor des Inneren befinden sich auf den gegenüberliegenden Seiten des Unterarms. Der Punkt Paßtor des Äußeren liegt zwei Fingerbreit über der Handgelenksbeugefalte auf der Armaußenseite. Paßtor des Inneren befindet sich auf der Arminnenseite, ebenfalls zwei Fingerbreit über der Handgelenksfalte.

**So akupressieren Sie:**
*Gleichmäßig drücken*
Drücken Sie die beiden Punkte Paßtor des Äußeren und Paßtor des Inneren ein bis zwei Minuten lang gleichzeitig mit gleichmäßig konstantem Druck.

## Wolkenbruch

**So finden Sie den Punkt:**
Der Punkt befindet sich eineinhalb Fingerbreit über der Beugefalte des Handgelenks, in einer kleinen Vertiefung an der Daumenseite des Arms (siehe S. 34).

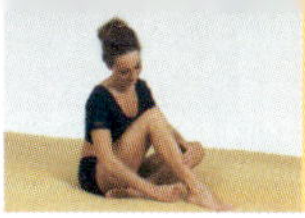

**So akupressieren Sie:**
*Gleichmäßig drücken*
Legen Sie den Daumen auf den Punkt und üben Sie eine Minute lang konstanten, kräftigen Druck aus.

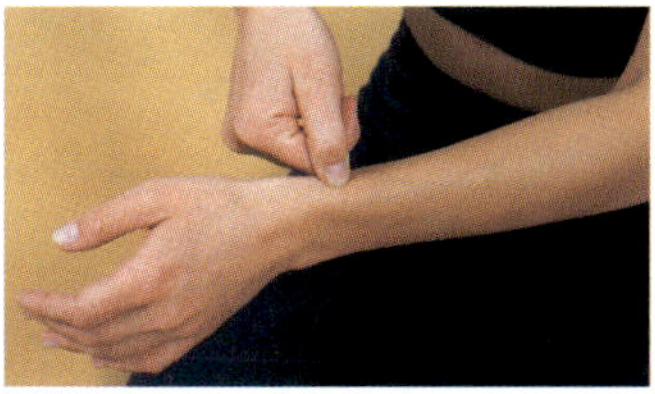

Eine Minute gleichmäßig und kräftig drücken

## Drei Längen zum Fuß

**So finden Sie den Punkt:**
Er befindet sich an der Außenseite der Schienbeinkante, drei Fingerbreit unterhalb des Kniegelenksgrübchens (siehe S. 39).

**So akupressieren Sie:**
*Kreisend drücken und Haut reiben*
Massieren Sie den Punkt in kleinen, kreisenden Bewegungen, je eine Minute in jede Richtung. Reiben Sie anschließend locker mit der Handfläche ca. zwei Minuten die Außenseite des Unterschenkels. Anschließend behandeln Sie den Punkt am anderen Bein auf die gleiche Weise.

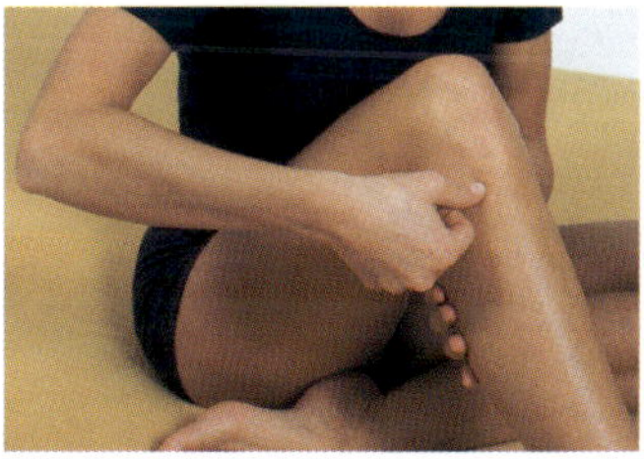

Zwei Minuten kreisend drücken, dann locker den Unterschenkel reiben

## Was sonst noch hilft

Hartnäckige Ellbogenbeschwerden behandeln Sie am besten gemeinsam mit einem Physiotherapeuten. Dieser wird eine Bewegungsanalyse durchführen und Sie beraten, welche Muskelpartien gezielt gekräftigt werden müssen und wie Sie durch ein entsprechendes Training Überlastungen vorbeugen.

Ein Physiotherapeut berät Sie

**Akupressurprogramm bei einem Tennisellbogen:**

- Massage des Arms
- Vorderer Schulterknochen
- Gekrümmter Teich
- Tal am Zusammenschluß
- Himmelsbrunnen
- Paßtor des Äußeren und Paßtor des Inneren
- Wolkenbruch
- Drei Längen zum Fuß

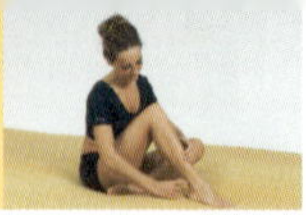

## 29:00 Hexenschuß/Ischialgie

Minimale Fehlbewegungen aus einer ungünstigen Ausgangsstellung heraus können genügen, um einen unerträglichen, in den unteren Rückenbereich einschießenden Schmerz entstehen zu lassen. Der Volksmund kennt dafür den Ausdruck „Hexenschuß“.

Die Ursachen sind oft schwer festzustellen

In der westlichen Medizin haben Rückenbeschwerden wie der Hexenschuß häufig funktionelle Ursachen, das heißt, es lassen sich keine organischen Veränderungen für die Beschwerden ausfindig machen.

Die Traditionelle Chinesiche Medizin kennt dagegen Wind und Kälte als häufige Übeltäter. Wie war es bei Ihnen: Können Sie Ihre Rückenbeschwerden mit Kälte oder Zugluft in Verbindung bringen? Diese beiden Faktoren sind es vor allem, auf die sich die Akupressurbehandlung, vor allem bei plötzlich auftretenden Beschwerden, richtet.

**Hinweis:**
Lassen Sie plötzlich auftretende Rückenschmerzen stets ärztlich abklären, bevor Sie versuchen, sie selbst zu behandeln. Ein möglicher Bandscheibenvorfall (Druck der Bandscheibe auf die Nerven der Wirbelsäule) oder entzündliche Prozesse können langfristige Folgen haben und gehören in die Hände eines Arztes oder einer Ärztin.

Lassen Sie sich von einem Partner oder einer Partnerin massieren

Lassen Sie die Akupressurmassage des Rückens von Ihrem Partner oder Ihrer Partnerin durchführen. Sie können sich dabei viel besser entspannen, und die Massage wird wesentlich wirkungsvoller.

### Großer Wirbel

**So finden Sie den Punkt:**

Den Punkt Großer Wirbel finden Sie auf der Wirbelsäule, zwischen dem untersten Halswirbel und dem obersten Brustwirbel. Um ihn zu finden, legen Sie die Fingerspitzen zwischen die Schultern und beugen Sie den Kopf etwas vor. Der Dornfortsatz des untersten Halswirbels tritt nun etwas stärker hervor: Unter ihm liegt der gesuchte Punkt (siehe S. 32).

**So akupressieren Sie:**
*Kreisend drücken und Haut reiben*
Massieren Sie den Punkt in kleinen, kreisenden Bewegungen, jeweils eine Minute linksherum und eine Minute rechtsherum. Reiben Sie anschließend mit der Handfläche ca. drei Minuten lang kräftig um den soeben gedrückten Punkt.

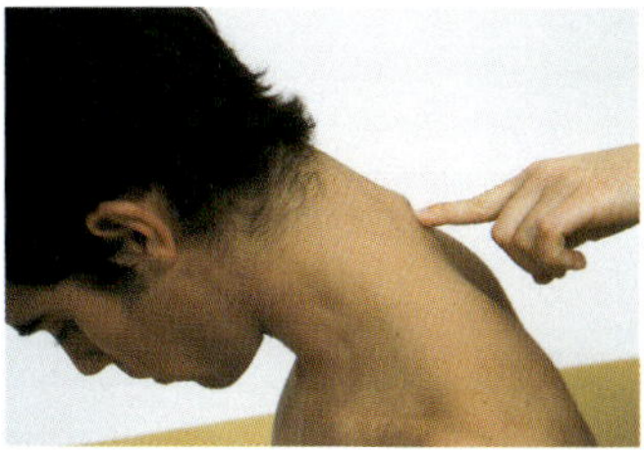
Zwei Minuten kreisend drücken, dann drei Minuten die Haut reiben

## Yang-Paßtor des Lendenbereichs

**So finden Sie den Punkt:**
Der Punkt liegt im unteren Rückenbereich auf der Wirbelsäule, unterhalb des vierten Lendenwirbels. Tasten Sie nach den Oberkanten der Beckenknochen, und suchen Sie auf dieser Höhe den Punkt auf der Wirbelsäule auf (siehe S. 33).

**So akupressieren Sie:**
*Kreisend drücken und Haut reiben*
Massieren Sie den Punkt mit der Daumenspitze in kleinen, kreisenden Bewegungen, jeweils eine Minute links- und eine Minute rechtsherum. Reiben Sie anschließend ca. drei Minuten die Haut mit der Handfläche.

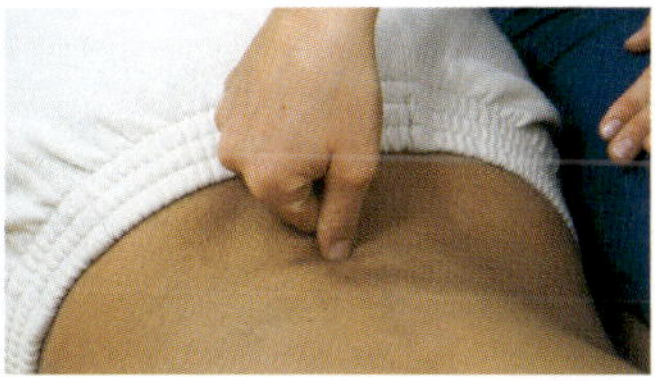
Zwei Minuten kreisend drücken, dann die Haut reiben

**Warnhinweis:**
Diesen Punkt nicht in der Schwangerschaft massieren!

## Reiben über der Lendenwirbelsäule

Reiben Sie nun in Höhe der Oberkanten der Beckenknochen mit Ihrer Handfläche quer über den Rücken. Üben Sie etwas kräftigeren Druck aus, wenn Sie die Hand von sich wegschieben. Reiben Sie die Haut auf diese Weise gleichmäßig drei bis vier Minuten lang, das erzeugt ein angenehmes Wärmegefühl.

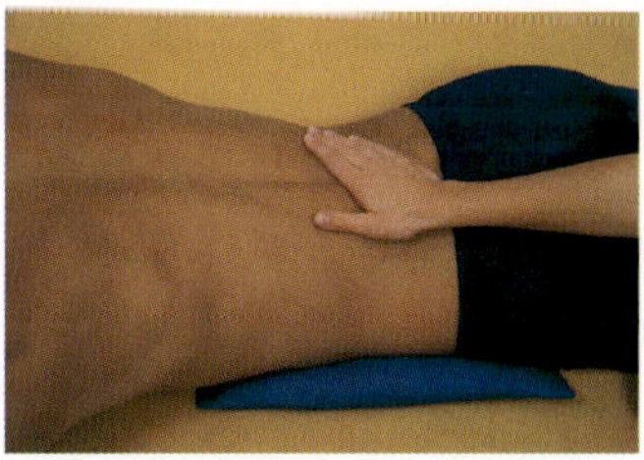
Mit der Handfläche quer über den unteren Rücken reiben

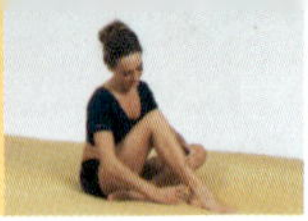

## Sich biegen und springen

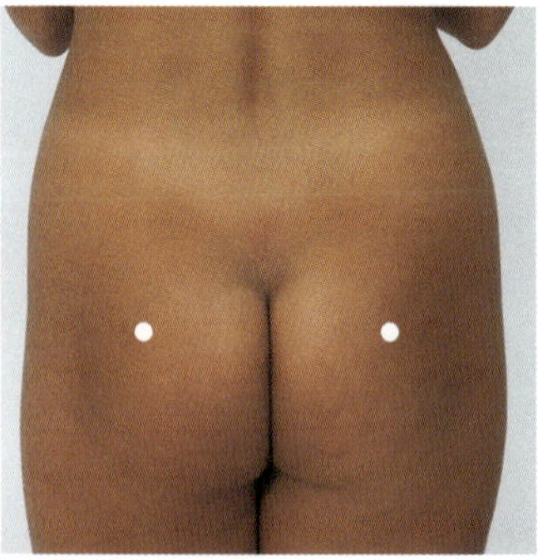

Der Punkt liegt auf dem Gesäßmuskel

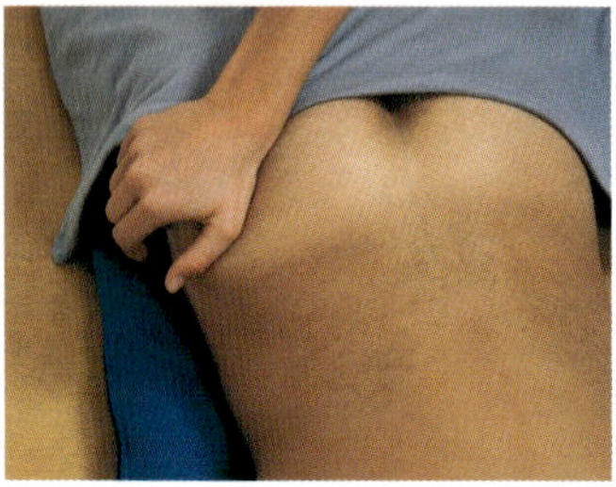

Mit dem Daumenballen die Gesäßmuskulatur massieren

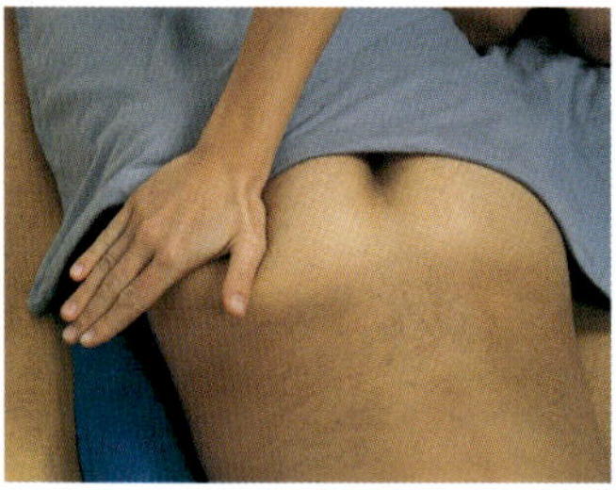

Den Punkt mit dem Daumenballen kreisend drücken

**So finden Sie den Punkt:**
Der Punkt Sich biegen und springen befindet sich beidseitig auf dem Gesäß.

**So akupressieren Sie:**
*Haut reiben und kreisend drücken*
Bevor Sie den Punkt massieren, reiben Sie zwei bis drei Minuten mit dem Daumenballen die Gesäßmuskulatur: jeweils mit betontem Druck von der Körpermitte über den großen Gesäßmuskel nach außen und mit weniger Druck wieder zurück.
Drücken Sie anschließend den Punkt Sich biegen und springen zwei bis drei Minuten mit kräftigen, kreisenden Bewegungen, erst mit, dann gegen den Urzeigersinn. Wenden Sie so viel Kraft auf, wie Ihr Partner oder Ihre Partnerin tolerieren kann.

## Kreuzbein erwärmen

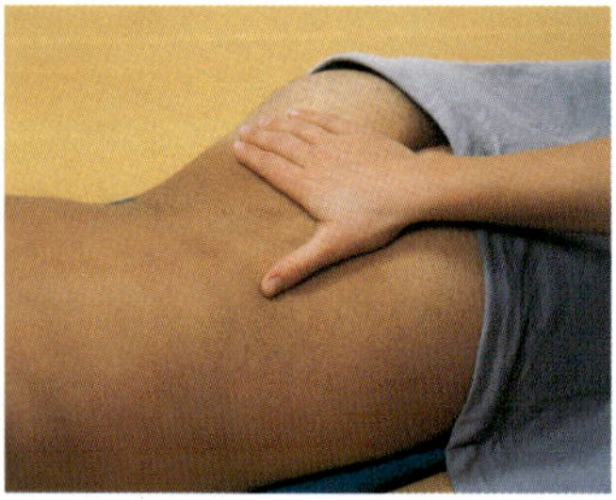

Mit der Hand kräftig quer über das Kreuzbein reiben

Reiben Sie mit dem Handballen zwei bis drei Minuten kräftig und zügig die Haut über dem Kreuzbein (der untere Rückenbereich über dem Gesäß), bis sie sich erwärmt und ein angenehmes Wärmegefühl von ihr ausstrahlt.

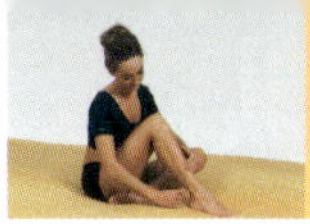



### Was sonst noch hilft

Vorbeugend gegen Rückenbeschwerden helfen alle Aktivitäten, die die Rückenmuskeln kräftigen. Erlernen und trainieren Sie rückengerechtes Verhalten im Alltag. Volkshochschulen und Physiotherapeuten bieten hierzu Rückenschulkurse an (siehe auch „Weitere sehBücher der Wellness-Reihe, S. 86). Wenn Sie einen Hexenschuß erlitten haben, helfen im akuten Fall die klassischen Hausmittel wie feucht-warme Umschläge oder ein heißes Bad.

Kräftigen Sie Ihre Rückenmuskulatur

**Akupressurprogramm bei Hexenschuß/Ischalgie:**

- Großer Wirbel
- Yang-Paßtor des Lendenbereichs
- Reiben über der Lendenwirbelsäule
- Sich biegen und springen
- Kreuzbein erwärmen

## Bauchschmerzen und Magenbeschwerden

31:25

Streß, eine unausgewogene Ernährung und ein Übermaß von Genußmitteln wie zum Beispiel Alkohol oder Nikotin sind mögliche Ursachen für einen nervösen Magen, medizinisch Reizmagen genannt.

Die Symptome dieser Magenbeschwerden sind vor allem Völlegefühl im Oberbauch, schlechter Appetit, eine Verstärkung der Beschwerden durch psychische Belastung sowie Übelkeit und Brechreiz. Durch eine Akupressurmassage lassen sie sich deutlich lindern. Bei chronischen und starken Magenbeschwerden und Bauchschmerzen sollten Sie selbstverständlich einen Arzt oder eine Ärztin aufsuchen, um die Ursachen klären zu lassen.

Suchen Sie bei anhaltenden und starken Beschwerden einen Arzt auf

Die Bauchmassage können Sie selbst durchführen, besonders angenehm ist es allerdings, wenn Sie von Ihrem Partner oder Ihrer Partnerin massiert werden.

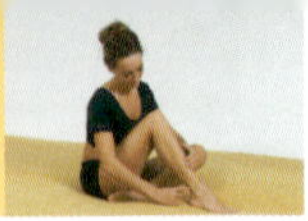

## Punkte auf dem Brustbein drücken

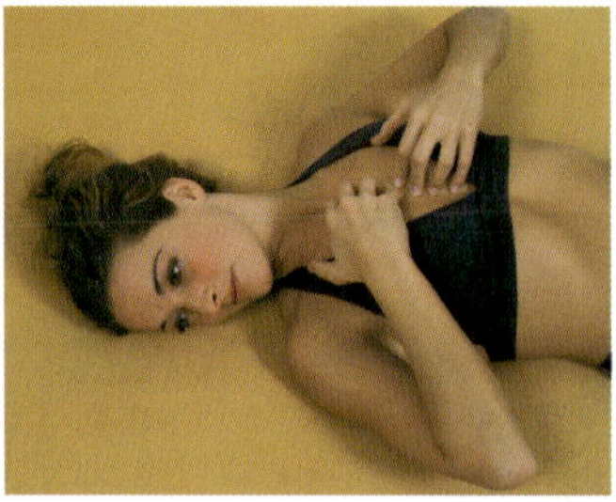

Punkt für Punkt Druck auf das Brustbein ausüben

Legen Sie Ihre Finger nebeneinander am oberen Ende der Rippen auf die Mittellinie der Brust (oberer Brustbeinansatz). Üben Sie nun Punkt für Punkt Druck aus, dabei wandern Sie langsam nach unten, bis einen Fingerbreit unter das untere Ende des Brustbeins. Pressen Sie jeden Punkt etwa sechs Sekunden mit mäßigem, verträglichem Druck. Setzen Sie den Druck mit dem Ausatmen an und nehmen Sie ihn mit dem Einatmen wieder zurück. Führen Sie diese Massage drei bis vier Minuten lang durch.

## Bauchstreichen

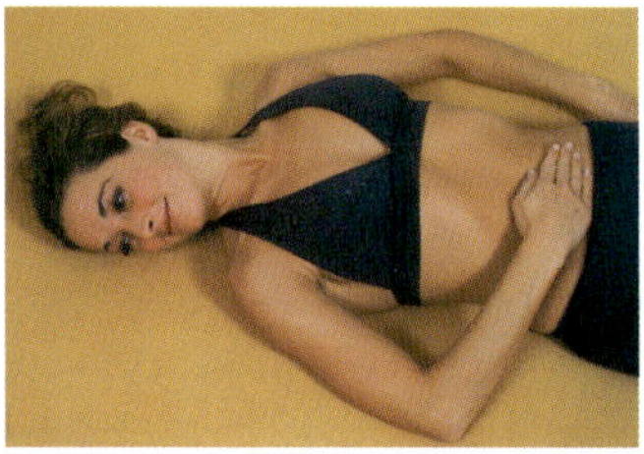

Sanft von Seite zu Seite über den Bauch streichen

Streichen Sie nun vier bis fünf Minuten mit der ganzen Hand und sanftem Druck von Seite zu Seite quer über den Bauch. Damit regen Sie die Verdauung an.

## Paßtor des Äußeren und Paßtor des Inneren

**So finden Sie die Punkte:**

Die Punkte finden Sie auf den gegenüberliegenden Seiten des Unterarms. Der Punkt Paßtor des Äußeren liegt zwei Fingerbreit über der Handgelenksbeugefalte auf der Armaußenseite, der Punkt Paßtor des Inneren an der gleichen Stelle auf der Arminnenseite (siehe S. 56).

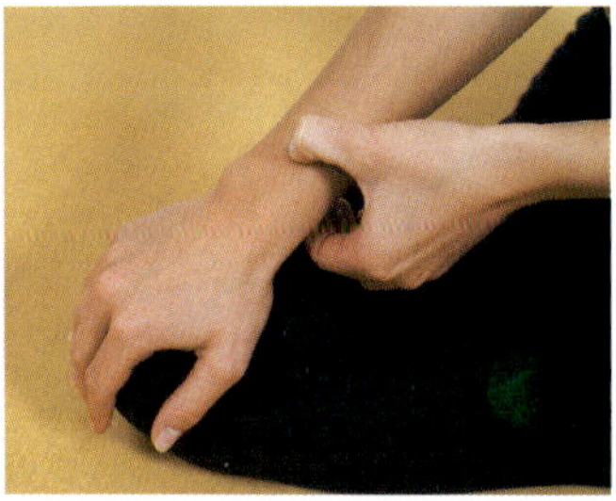

Ein bis zwei Minuten gleichmäßig drücken

**So akupressieren Sie:**

*Gleichmäßig drücken*

Drücken Sie beide Punkte gleichzeitig ein bis zwei Minuten mit gleichmäßigem, konstantem Druck, am besten mit dem Daumen und Zeigefinger.

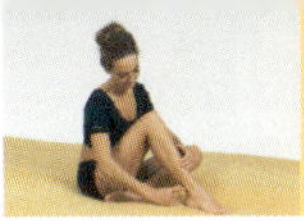

## Drei Längen zum Fuß

**So finden Sie den Punkt:**

Der Punkt Drei Längen zum Fuß befindet sich drei Fingerbreit unterhalb des Kniegelenksgrübchens an der Außenseite der Schienbeinkante (siehe S. 39).

**So akupressieren Sie:**

*Kreisend drücken und Haut reiben*

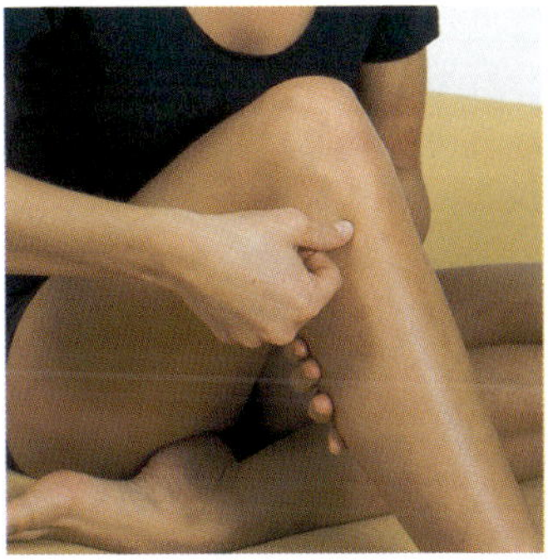

Zwei Minuten kräftig kreisen, dann den Unterschenkel reiben

Massieren Sie den Punkt kräftig in kleinen, kreisenden Bewegungen, zunächst im Uhrzeigersinn, danach in die andere Richtung, je eine Minute pro Richtung. Reiben Sie dann mit nur leichtem Druck locker mit der Handfläche die Außenseite des Unterschenkels. Nach zwei Minuten sollte diese Hautregion angenehm warm sein. Behandeln Sie den Punkt anschließend am anderen Bein in der gleichen Weise.

## Großes Heranstürmen

**So finden Sie den Punkt:**

Der Punkt befindet sich auf dem Fußrücken zwischen dem ersten und dem zweiten Mittelfußknochen (siehe S. 48).

**So akupressieren Sie:**

*Haut reiben, gleichmäßig drücken und kreisend drücken*

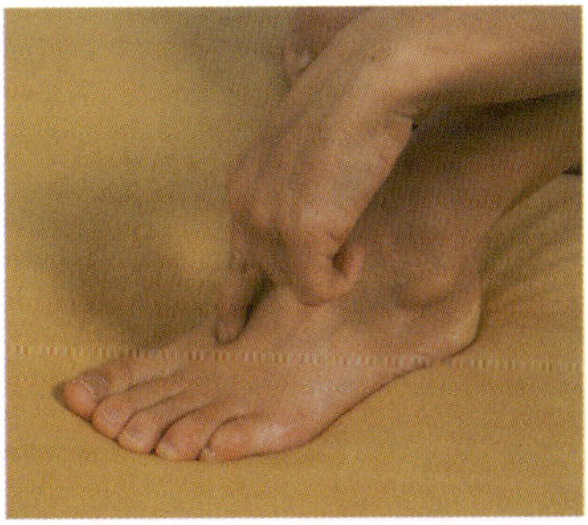

Den Fuß anwärmen, eine Minute gleichmäßig, dann kreisend drücken

Zunächst wärmen Sie den Fußrücken und den Unterschenkel ca. zwei Minuten lang durch sanftes Hautreiben an. Drücken Sie dann den Punkt Großes Heranstürmen etwa eine Minute mit der Daumenkuppe oder der Zeigefingerspitze, so stark, wie Sie es gerade aushalten.

Lösen Sie den Druck wieder, und führen Sie eine weitere Minute kleine, kreisende Bewegungen mit weniger Druck durch, zunächst im, dann gegen den Uhrzeigersinn.

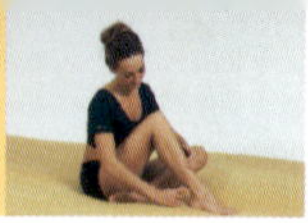

### Was sonst noch hilft

Ungünstige Ernährungsgewohnheiten tragen häufig zu Magenbeschwerden bei. Achten Sie deswegen auf eine ausgewogene Ernährung und meiden Sie sehr heiße und kalte Speisen, Fast-Food-Produkte und andere fettreiche Lebensmittel sowie spät abends eingenommene Mahlzeiten. Fördern Sie eine gute Verdauung, indem Sie ballaststoffreiche Nahrung essen und sich regelmäßig bewegen oder Sport treiben.

Die Verdauung fördern und Sport treiben

Bei streßbedingten Magenbeschwerden können Entspannungsmethoden wie das Muskelentspannungsverfahren nach Jacobson oder Autogenes Training dabei helfen, Streß zu überwinden und damit langfristig Schmerzen und Beschwerden vorzubeugen.

**Akupressurprogramm bei Bauchschmerzen und Magenbeschwerden:**

- Punkte auf dem Brustbein drücken
- Bauchstreichen
- Paßtor des Äußeren und Paßtor des Inneren
- Drei Längen zum Fuß
- Großes Heranstürmen

34:20

## Verstopfung

Eine chronische Verstopfung kann vielerlei Ursachen haben; mangelnde Bewegung und eine unausgewogene Ernährung gehören zu den häufigsten Ursachen. Auch die regelmäßige Einnahme von Abführmitteln begünstigt langfristig Verstopfungsbeschwerden. Zum einen fördern sie die Ausscheidung von für die Verdauung wichtigen Mineralstoffen, zum anderen wird die Darmtätigkeit bei regelmäßiger Einnahme von den Abführmitteln „abhängig“. Eine Änderung des Eß- und Bewegungsverhaltens verbunden mit Akupressurmassagen sind die ersten Schritte aus diesem Kreislauf.

Abführmittel machen auf Dauer abhängig

Lassen Sie die Akupressurmassage gegen Verstopfung am besten von Ihrem Partner oder Ihrer Partnerin durchführen, da Ihr Bauch sich so am besten entspannen kann.

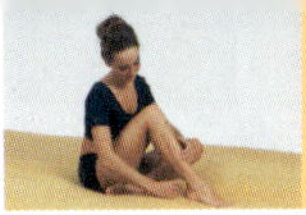

## Bauchmassage

Ihr Partner liegt auf dem Rücken auf einer bequemen Unterlage. Unterlegen Sie seine Knie mit einem kleinen Kissen oder einer zusammengerollten Decke, damit seine Bauchdecke ganz entspannt ist. Um besser mit den Händen auf der Bauchdecke entlanggleiten zu können, können Sie für diese Massage ein Massageöl verwenden.

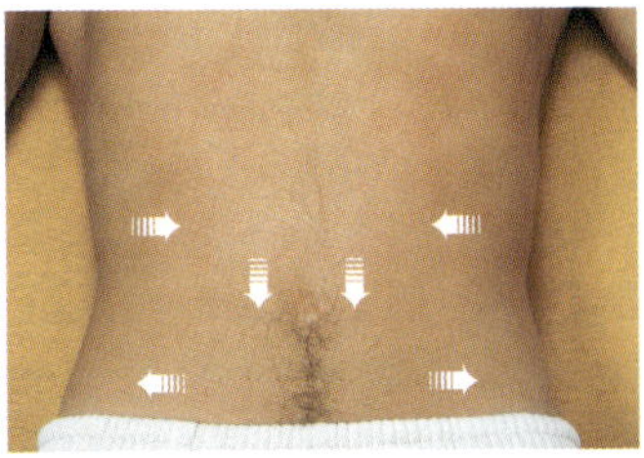

Den Bauch mit beiden Händen in Pfeilrichtung massieren

Legen Sie nun Ihre Hände seitlich auf den Bauch Ihres Partners und schieben Sie die Haut beidseitig von den Seiten zur Bauchmitte. Von hier aus streichen Sie mit den Daumenballen ganz langsam fußwärts und auf Höhe des Schambeins wieder nach außen. Wiederholen Sie die Streichungen drei bis fünf Minuten lang.

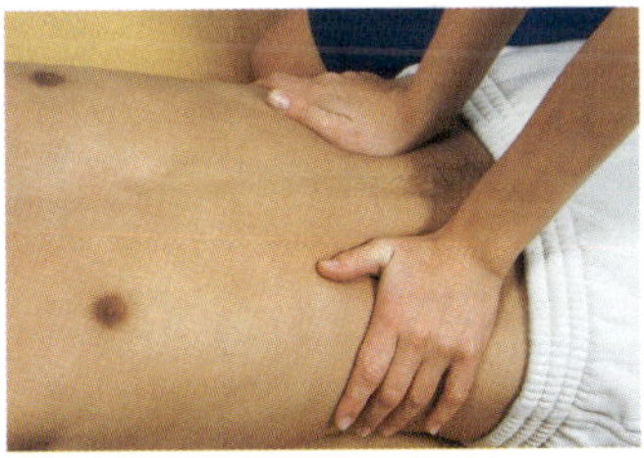

Dabei die Haut von den Seiten zur Bauchmitte schieben

Kreisen Sie anschließend noch zwei bis drei Minuten lang mit dem Handballen sanft und gleichmäßig im Uhrzeigersinn rund um den Bauchnabel.

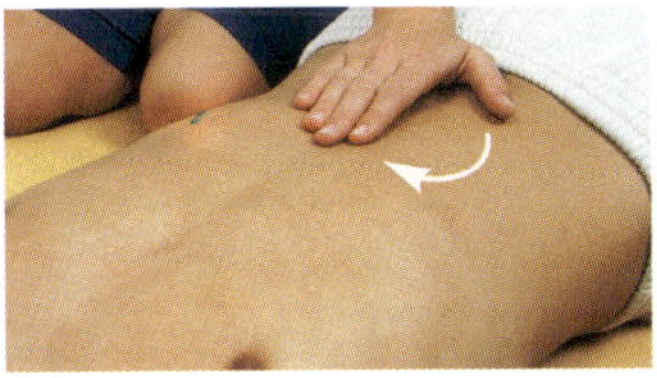

Zwei bis drei Minuten um den Nabel kreisen

## Abheben der Bauchmuskeln

Erfassen Sie mit beiden Händen großflächig die Haut und die senkrecht verlaufenden Bauchmuskeln rechts und links der Bauchmitte. Versuchen Sie, die Bauchmuskeln jeweils mit dem Ausatmen des Partners vorsichtig anzuheben. Beginnen Sie unter dem Rippenbogen und wandern Sie Stück für Stück fußwärts. Wenn Sie am Unterbauch angelangt sind, beginnen Sie wieder von oben. Wiederholen Sie die Massage fünfmal auf jeder Seite.

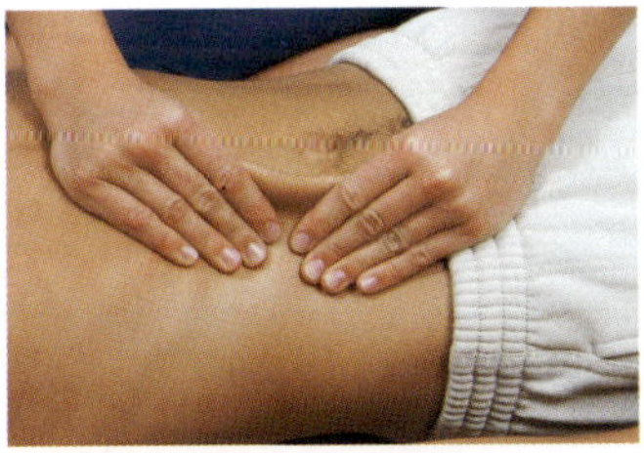

Die Bauchmuskeln mit beiden Händen fassen und abheben

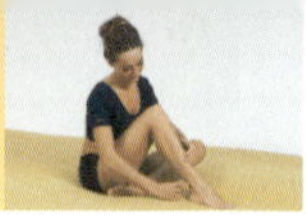

## Paßtor des Äußeren und Paßtor des Inneren

**So finden Sie die Punkte:**

Die Punkte befinden sich auf den gegenüberliegenden Seiten des Unterarms. Der Punkt Paßtor des Äußeren liegt zwei Fingerbreit über der Handgelenksbeugefalte auf der Armaußenseite, der Punkt Paßtor des Inneren an der gleichen Stelle auf der Arminnenseite (siehe S. 56).

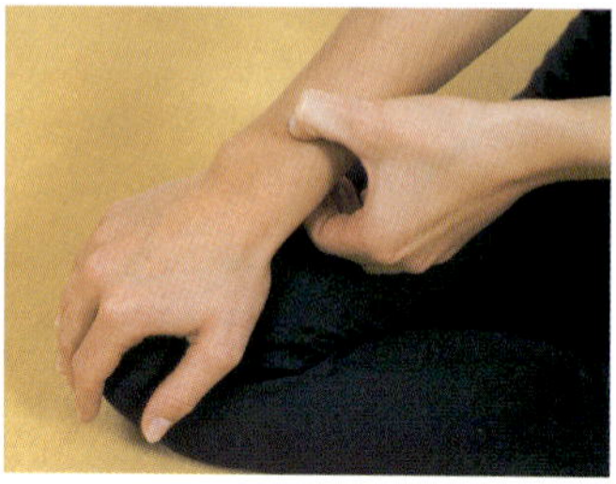

Ein bis zwei Minuten beide Punkte gleichmäßig drücken

**So akupressieren Sie:**

*Gleichmäßig drücken*

Drücken Sie beide Punkte gleichzeitig ein bis zwei Minuten mit gleichmäßigem, konstantem Druck, am besten mit Daumen und Zeigefinger.

## Drei Längen zum Fuß

**So finden Sie den Punkt:**

Er befindet sich drei Fingerbreit unterhalb des Kniegelenksgrübchens an der Außenseite des Schienbeins (siehe S. 39).

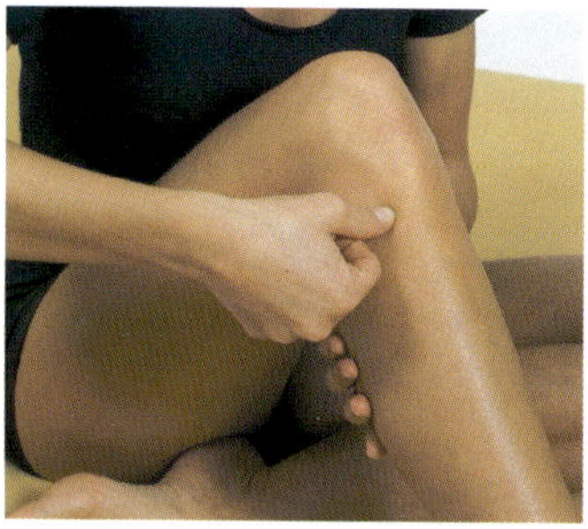

Zwei Minuten kräftig kreisen, dann den Unterschenkel reiben

**So akupressieren Sie:**

*Kreisend drücken und Haut reiben*

Legen Sie die Daumen- oder die Zeige- und Mittelfingerspitze auf den Punkt und massieren Sie ihn in ganz kleinen, kreisenden Bewegungen. Kreisen Sie eine Minute im Uhrzeigersinn, dann andersherum. Reiben Sie anschließend mit der Handfläche etwa zwei Minuten lang locker die Außenseite des Unterschenkels, bis sie angenehm warm ist. Massieren Sie den Punkt auf die gleiche Weise auch am anderen Bein.

## Was sonst noch hilft

Unerläßliche Voraussetzung für eine geregelte Verdauung sind eine ballaststoffreiche Ernährung, ausreichende Zufuhr von Flüssigkeit und regelmäßige körperliche Betätigung. Ausdau-

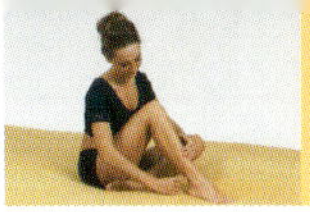



erfördernde Sportarten wie Walking, Jogging oder Schwimmen wirken sich besonders positiv aus. Wenn Sie regelmäßig Abführmittel einnehmen, sollten Sie beginnen, diese nach und nach abzusetzen.

**Akupressurprogramm bei Verstopfung:**
- Bauchmassage
- Abheben der Bauchmuskeln
- Paßtor des Äußeren und Paßtor des Inneren
- Drei Längen zum Fuß

## Prämenstruelles Syndrom und Menstruationsbeschwerden

37:05

Das sogenannte Prämenstruelle Syndrom galt vor einiger Zeit noch als zweifelhafte medizinische „Modeerscheinung". Viel mehr Frauen, als bisher angenommen wurde, leiden jedoch unter handfesten Beschwerden in der zweiten Zyklushälfte. Psychische Reizbarkeit bis hin zu depressiven Verstimmungen, Kopfschmerzen, Kreislaufstörungen und ein Spannungsgefühl in den Brüsten sind nur einige der unangenehmen Begleiterscheinungen, die dabei regelmäßig vor Beginn der Regelblutung auftreten. Diese Beschwerden wie auch die Menstruationsschmerzen selbst können Sie mit der Akupressur lindern. Besonders wohltuend ist es, wenn Ihr Partner Sie akupressieren kann, Sie können die Massage aber auch selbst durchführen.

Depressive Verstimmungen und Kopfschmerzen gehören zu den Symptomen

**Warnhinweis:**
Diese Massage nicht in der Schwangerschaft durchführen!

### Punkte auf dem Bauch drücken

Legen Sie sich auf den Rücken auf eine bequeme Unterlage. Damit Ihre Bauchdecke gut entspannt ist, unterlagern Sie Ihre Knie am besten mit einem kleinen Kissen oder einer zusammengerollten Decke.

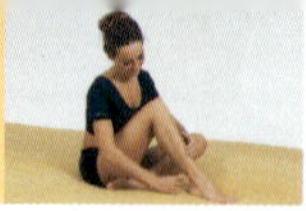

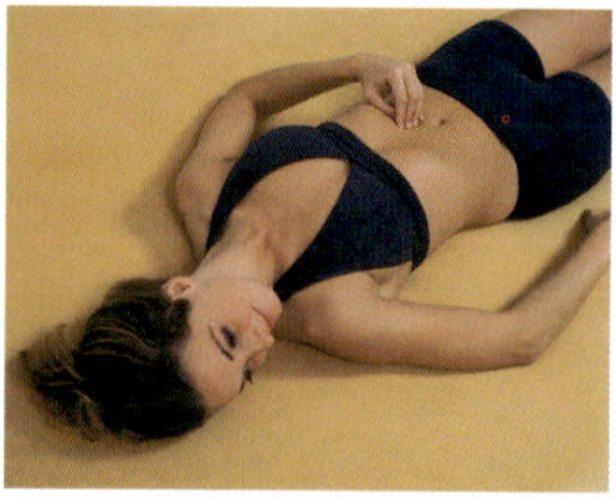

Die Finger neben der Bauchmitte aufsetzen und Punkt für Punkt Druck ausüben

Setzen Sie Ihre Fingerspitzen nebeneinander unter dem Rippenbogen auf die Bauchdecke auf, einen Fingerbreit seitlich der Mittellinie des Körpers. Üben Sie ausatmend Druck mit den Fingerspitzen aus. Halten Sie den Druck gleichmäßig über zwei bis drei Atemzyklen (etwa zehn bis fünfzehn Sekunden lang) und lösen Sie ihn mit der nächsten Einatmung. Wandern Sie so Punkt für Punkt tiefer. Verfahren Sie genauso mit der anderen Bauchseite.

## Wasserwege, Rückkehr und Heranstürmendes Qi

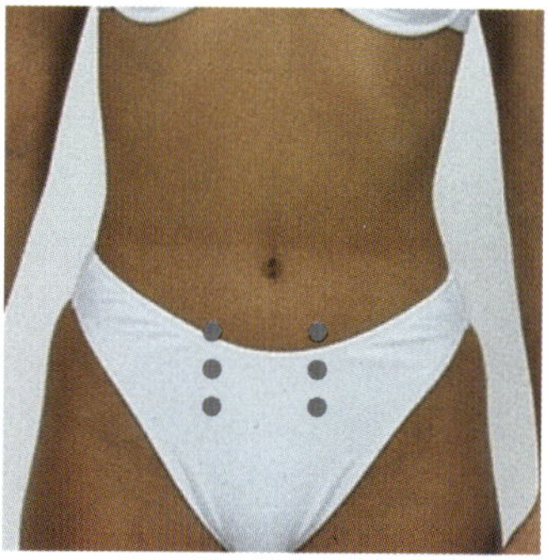

Die Punkte liegen beidseitig unterhalb des Nabels

**So finden Sie die Punkte:**
Die drei Punkte befinden sich zwei Fingerbreit neben der Mittellinie des Körpers untereinander auf dem Bauch. Wasserwege liegt drei, Rückkehr vier und Heranstürmendes Qi fünf Fingerbreit unter dem Nabel.

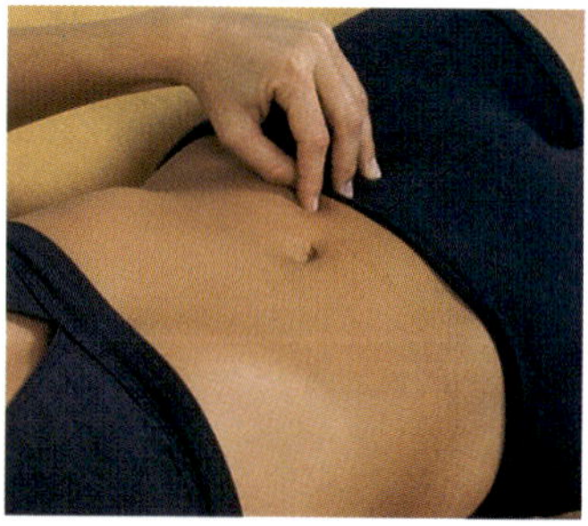

Eine Minute lang alle drei Punkte gleichmäßig drücken

**So akupressieren Sie:**
*Gleichmäßig drücken*
Drücken Sie alle drei Punkte auf einer Körperseite gleichzeitig mit drei Fingern. Halten Sie den Druck gleichmäßig eine Minute lang, und drücken Sie die Punkte dann auf der anderen Bauchseite.

**Warnhinweis:**
Diese drei Punkte nicht in der Schwangerschaft akupressieren.

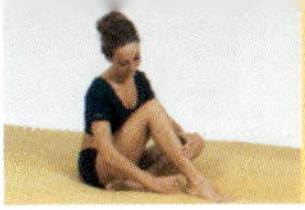

## Kreuzbeinreiben

Das Kreuzbeinreiben ist eine Wohltat bei Unterleibsbeschwerden, vor allem, wenn Sie es von einem Partner durchführen lassen.

Legen Sie sich bequem auf die Seite, und reiben Sie mit der Handfläche quer über das Kreuzbein, hin und her. Die Handfläche behält ständigen Kontakt zur Haut und erzeugt so ein angenehmes Wärmegefühl. Massieren Sie das Kreuzbein auf diese Weise vier bis fünf Minuten.

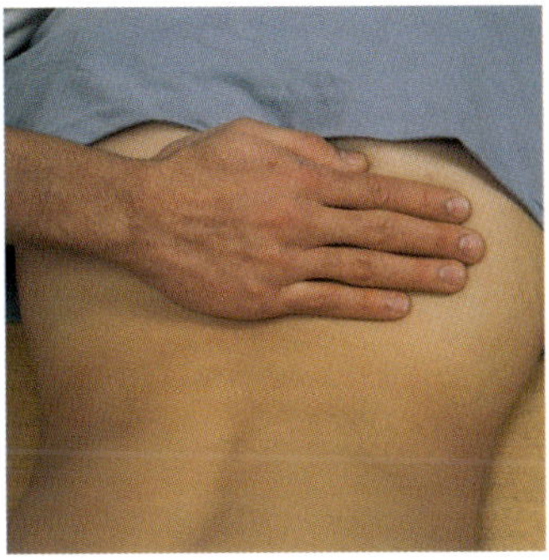

Mit der Handfläche kräftig eine Minute quer über das Kreuzbein reiben

## Kreuzung der drei Yin-Bahnen

**So finden Sie den Punkt:**

Der Punkt befindet sich am Unterschenkel, eine Handbreit über dem höchsten Punkt des Fußinnenknöchels an der Hinterkante des Schienbeins (siehe S. 44).

**So akupressieren Sie:**

*Kreisend drücken*

Wärmen Sie zunächst Ihre Füße, indem Sie sie kräftig mit beiden Händen reiben. Massieren Sie den Punkt dann in kleinen, kreisenden Bewegungen mit dem Daumen, je eine Minute in jede Richtung. Anschließend massieren Sie den Punkt am anderen Bein in der gleichen Weise.

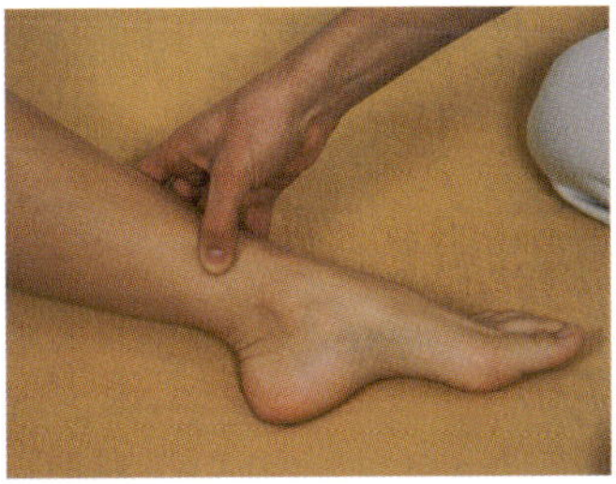

Den Fuß anwärmen, dann zwei Minuten kreisend drücken

**Warnhinweis:**

Dieser Punkt kann Wehen auslösen und darf nicht in der Schwangerschaft massiert werden.

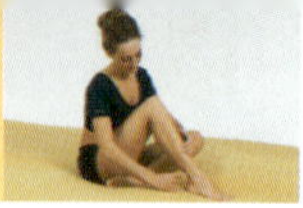

## Drei Längen zum Fuß

**So finden Sie den Punkt:**

Der Punkt Drei Längen zum Fuß befindet sich drei Fingerbreit unterhalb des Kniegelenksgrübchens an der Außenseite des Schienbeins (siehe S. 39).

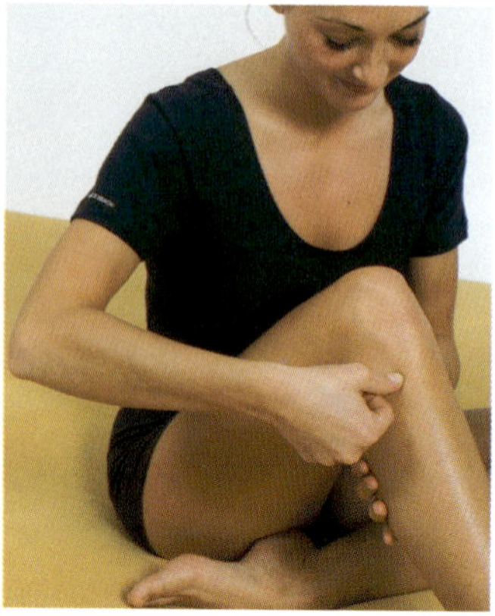

Zwei Minuten kräftig kreisen, dann den Unterschenkel reiben

**So akupressieren Sie:**

*Kreisend drücken und Haut reiben*

Massieren Sie den Punkt in kleinen Kreisen je eine Minute im Uhrzeigersinn und andersherum. Anschließend reiben Sie mit nur leichtem Druck locker mit der Handfläche die Außenseite Ihres Unterschenkels. Nach zwei Minuten sollte diese Hautregion angenehm warm sein. Wechseln Sie nun das Bein. Drücken Sie zuerst den Punkt Drei Längen zum Fuß und reiben Sie dann auch dieses Bein.

## Was sonst noch hilft

Ansteigende Fuß- oder Sitzbäder und einige Heilpflanzen lindern die Schmerzen

Neben der Akupressur helfen ansteigende Fuß- und Sitzbäder. Füllen Sie dazu eine entsprechende Menge lauwarmes Wasser in ein dafür geeignetes Gefäß, und fügen Sie beim Baden nach und nach heißes Wasser hinzu, bis Sie eine angenehm warme Temperatur erreicht haben. Einige Heilpflanzen (zum Beispiel Gänsefingerkraut, Keuschlammfrüchte, Wolfstrappkraut, Nachtkerzenöl) haben ebenfalls eine lindernde Wirkung bei Menstruationsbeschwerden.

**Akupressurprogramm bei Menstruationsbeschwerden und Prämenstruellem Syndrom:**

- Punkte auf dem Bauch drücken
- Wasserwege, Rückkehr und Heranstürmendes Qi
- Kreuzbeinreiben
- Kreuzung der drei Yin-Bahnen
- Drei Längen zum Fuß

## Blasenentzündung

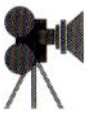
40:25

Blasenentzündungen können unangenehm und schmerzhaft sein, besonders, wenn sie mit Fieber und Schüttelfrost einhergehen. Ihre Anzeichen sind Schmerzen beim Wasserlassen und häufiger Harndrang. Entzündungen der Harnwege müssen ernst genommen und medizinisch behandelt werden, denn verschleppt können sie die Nieren in Mitleidenschaft ziehen. Die Akupressurmassage stellt eine gute Zusatzbehandlung zur fachärztlichen Therapie dar.

Schmerzen beim Wasserlassen und häufiger Harndrang sind die Symptome

### Punkte auf der Mittellinie im Unterbauch drücken

Drücken Sie etwas unterhalb des Bauchnabels mit zwei Fingerspitzen etwa zehn Sekunden auf die Mittellinie des Unterbauchs. Streichen Sie dann mit der Handfläche einige Male Richtung Schambein. Drücken Sie erneut zwei Punkte, diesmal etwas nach unten versetzt. Gehen Sie auf diese Weise Punkt für Punkt bis zum Schambeinrand vor.

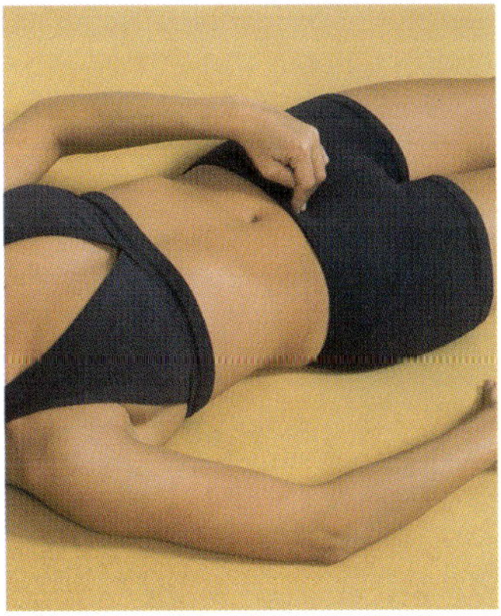

Mit zwei Fingern zehn Sekunden drücken, dann mit der Handfläche zum Schambein ausstreichen

**Warnhinweis:**
Diese Massage nicht in der Schwangerschaft durchführen!

### Kreuzbeinreiben

Reiben Sie mit der ganzen Handfläche von links nach rechts über Ihr Kreuzbein (der untere Rückenbereich über dem Gesäß), bis Sie ein leichtes Wärmegefühl verspüren. Führen Sie diese Massage drei bis fünf Minuten durch.

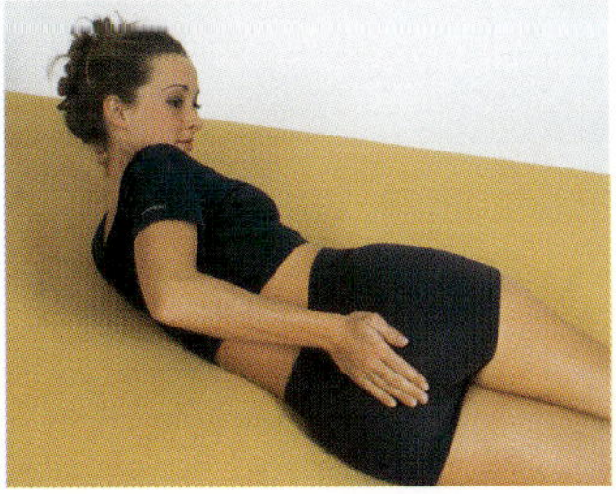

Drei bis fünf Minuten kräftig das Kreuzbein reiben

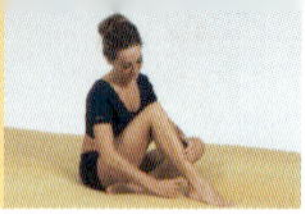

## Kreuzung der drei Yin-Bahnen

**So finden Sie den Punkt:**

Den Punkt Kreuzung der drei Yin-Bahnen finden Sie eine Handbreit über dem höchsten Punkt des Fußinnenknöchels, an der Hinterkante des Schienbeins (siehe S. 44).

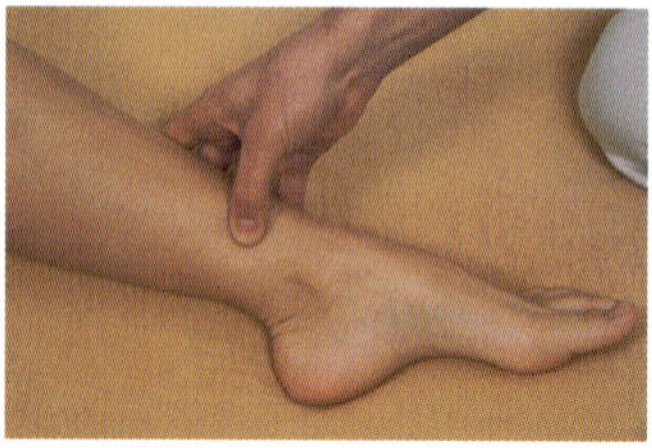

Den Fuß anwärmen, dann zwei Minuten kreisend drücken

**So akupressieren Sie:**

*Kreisend drücken*

Wärmen Sie zunächst Ihre Füße, indem Sie sie kräftig reiben. Massieren Sie dann den Punkt mit dem Daumen in kleinen, kreisenden Bewegungen, je eine Minute in jede Richtung. Anschließend massieren Sie den Punkt am anderen Bein in der gleichen Weise.

**Warnhinweis:**
Dieser Punkt kann Wehen auslösen und darf nicht in der Schwangerschaft massiert werden.

## Drei Längen zum Fuß

**So finden Sie den Punkt:**

Drei Längen zum Fuß befindet sich drei Fingerbreit unterhalb des Kniegelenksgrübchens an der Außenseite der Schienbeinkante (siehe S. 39).

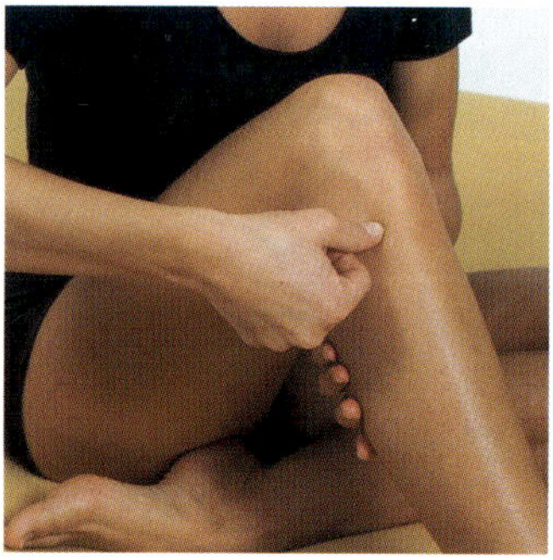

Zwei Minuten kräftig kreisen, dann den Unterschenkel reiben

**So akupressieren Sie:**

*Kreisend drücken und Haut reiben*

Massieren Sie den Punkt in kleinen, kreisenden Bewegungen mit kräftigem Druck, eine Minute in jede Richtung. Reiben Sie anschließend mit nur leichtem Druck locker mit Ihrer Handfläche die Außenseite des Unterschenkels, bis sie angenehm warm ist (ca. zwei Minuten). Anschließend massieren Sie den Punkt in der gleichen Weise am anderen Bein.

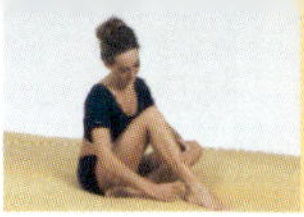

### Großes Heranstürmen

**So finden Sie den Punkt:**

Der Punkt befindet sich auf dem Fußrücken, zwischen dem ersten und dem zweiten Mittelfußknochen (siehe S. 48).

**So akupressieren Sie:**

*Haut reiben, gleichmäßig und kreisend drücken*

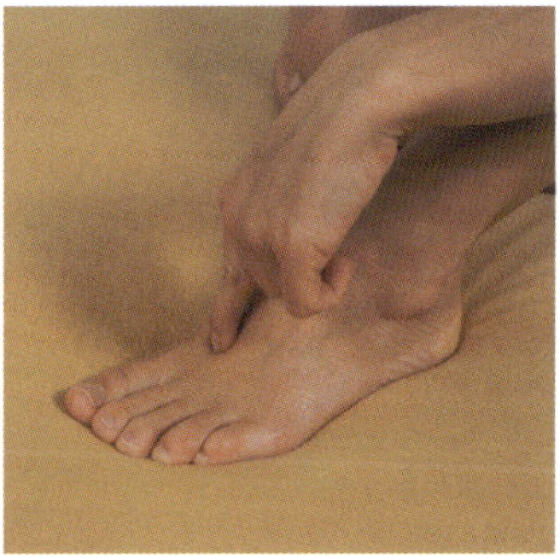

Den Fuß anwärmen, eine Minute gleichmäßig, dann kreisend drücken

Zunächst wärmen Sie den Fußrücken und den Unterschenkel durch sanftes Hautreiben an. Drücken Sie dann den Punkt Großes Heranstürmen mit der Daumenkuppe oder der Zeigefingerspitze so stark, wie Sie es gerade aushalten. Halten Sie den Druck etwa eine Minute. Lösen Sie ihn dann, und massieren Sie den Punkt eine weitere Minute lang mit kleinen, kreisenden Bewegungen mit weniger Druck, zunächst im und anschließend gegen den Uhrzeigersinn.

### Was sonst noch hilft

Den Unterleib stets warmhalten

Halten Sie zur Vorbeugung von Blasenentzündungen Ihren Unterleib stets warm, indem Sie der Außentemperatur angepaßte Kleidung tragen. Ziehen Sie durchnäßte Badebekleidung direkt nach dem Baden aus.

Eine akute Blasenentzündung muß von einem Arzt oder einer Ärztin behandelt werden. Lassen Sie Ihre Beschwerden deshalb ärztlich untersuchen. Unterstützend helfen neben der Akupressur eine möglichst hohe Flüssigkeitsaufnahme sowie ansteigende Fuß- und Sitzbäder (siehe S. 70).

**Akupressurprogramm bei Blasenentzündung:**

- Punkte auf der Mittellinie im Unterbauch drücken
- Kreuzbeinreiben
- Kreuzung der drei Yin-Bahnen
- Drei Längen zum Fuß
- Großes Heranstürmen

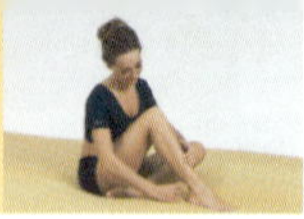

43:25

# Erschöpfung

Ergründen Sie die Ursachen Ihrer Überanstrengung

Fühlen Sie sich so manches Mal müde oder abgeschlagen? Die Akupressur zweier Punkte kann Ihnen in manchen Situationen helfen, Müdigkeit zu überwinden. Der Punkt Drei Längen zum Fuß hat in der Traditionellen Chinesischen Medizin eine große Bedeutung. Er dient der Kräftigung des gesamten Körpers und der Vorbeugung von Krankheiten. Leiden Sie häufig an Erschöpfung, lassen Sie es jedoch nicht bei der Akupressur bewenden. Wenn Sie sich nicht auch den Ursachen Ihrer Überanstrengung widmen, werden Sie auf Dauer keinen Erfolg in Ihrer Behandlung haben.

## Drei Längen zum Fuß

**So finden Sie den Punkt:**

Er befindet sich drei Fingerbreit unter dem äußeren Kniegelenksgrübchen an der Außenseite des Schienbeins (siehe S. 39).

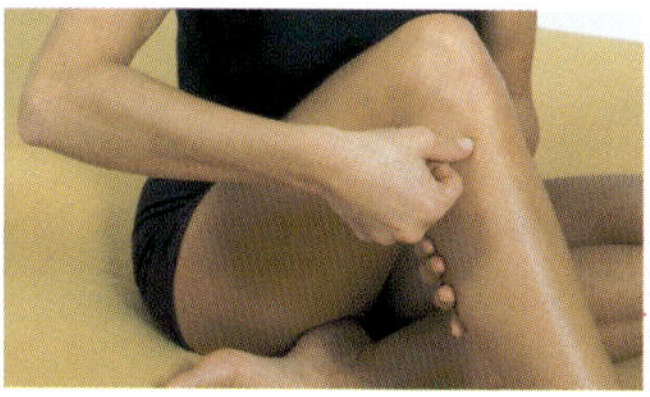

Drei Minuten kräftig kreisen, dann den Unterschenkel reiben

**So akupressieren Sie:**

*Kreisend drücken und Haut reiben*

Legen Sie die Daumen- oder die Zeige- und Mittelfingerspitze auf den Punkt und massieren Sie ihn kräftig mindestens drei Minuten lang in kleinen Kreisen, zunächst im Uhrzeigersinn, dann andersherum. Reiben Sie anschließend noch zwei bis drei Minuten mit der Handfläche kräftig die Außenseite des Unterschenkels, vom Knie bis zur Fußaußenseite. Wechseln Sie nun das Bein. Drücken Sie zuerst den Punkt Drei Längen zum Fuß und reiben Sie dann auch dieses Bein.

## Angelpunkt aller Ursprünge

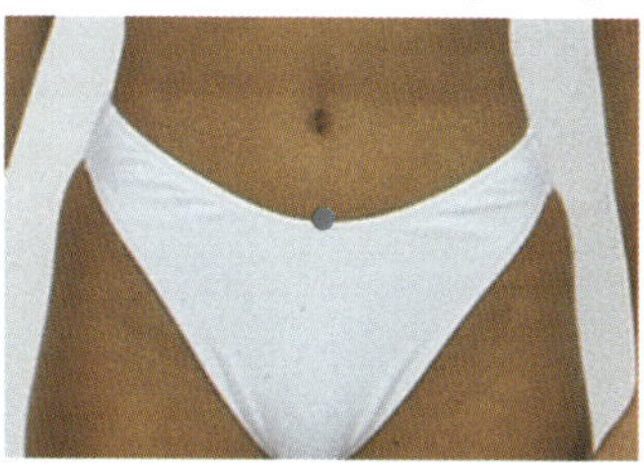

Der Punkt liegt drei Fingerbreit unter dem Bauchnabel

**So finden Sie den Punkt:**

Der Punkt Angelpunkt aller Ursprünge befindet sich drei Fingerbreit unterhalb des Bauchnabels.

Er liegt genau auf der Mittellinie des Bauches.

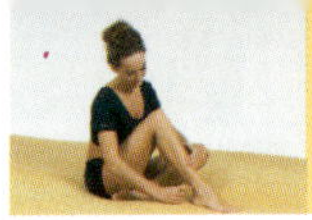

**So akupressieren Sie:**
*Haut reiben und gleichmäßig drücken*

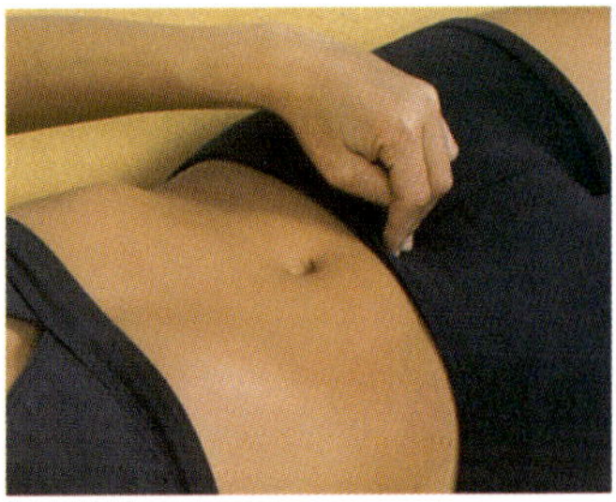

Zwei bis drei Minuten die Haut reiben, dann drei bis fünf Minuten gleichmäßig drücken

Reiben Sie zunächst kräftig zwei bis drei Minuten mit der Handfläche die Haut zwischen Schambein und Bauchnabel. Üben Sie dann mit der Zeige- und Mittelfingerspitze drei bis fünf Minuten senkrecht Druck auf den Punkt aus. Setzen Sie dabei bewußt Ihre Atmung ein: Betonen Sie den Druck etwas, wenn Sie ausatmen.

**Warnhinweis:**
Diesen Punkt nicht in der Schwangerschaft massieren.

**Akupressurprogramm bei Erschöpfung:**
- Drei Längen zum Fuß
- Angelpunkt aller Ursprünge

## Reisekrankheit und Übelkeit

45:00

Unwohlsein, Übelkeit und Erbrechen können Auto-, Flug- und Schiffsreisen zum Alptraum werden lassen. Schon lange bekannt für seine übelkeitshemmende Wirkung ist der Punkt Paßtor des Inneren, den Sie einfach und wirkungsvoll vorbeugend massieren können, wenn Übelkeit droht. Auch bei der Behandlung von Kindern ist er problemlos einsetzbar.

Paßtor des Inneren ist auch bei Kindern problemlos einsetzbar

**Hinweis:**
Der Punkt Paßtor des Inneren hat sich auch bei der Behandlung von Übelkeit in der Schwangerschaft bewährt.

**So finden sie den Punkt:**
Der Punkt Paßtor des Inneren liegt genau in der Mitte der Arminnenseite, zwischen zwei Sehnen zwei Fingerbreit über der Handgelenksbeugefalte (siehe S. 56).

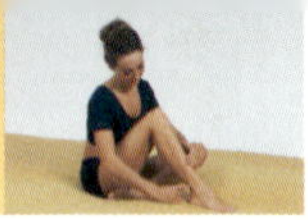

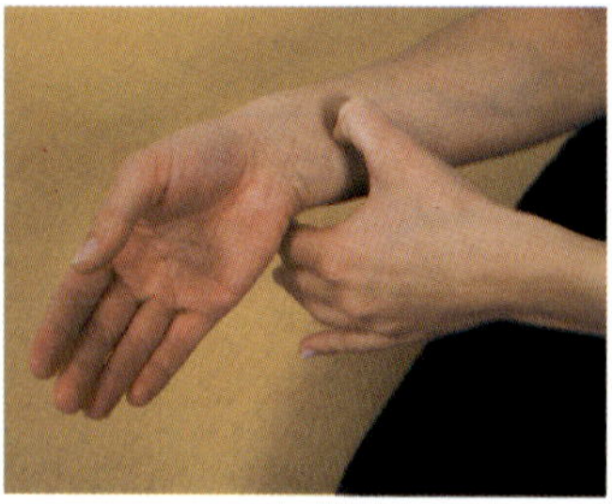

Zwei Minuten kreisend drücken

**So akupressieren Sie:**
*Kreisend drücken*
Massieren Sie den Punkt in kleinen, kreisenden Bewegungen, je ein bis zwei Minuten rechts- und linksherum, zuerst an einem, dann am anderen Arm.

**Akupressurprogramm gegen Reisekrankheit und Übelkeit:**
- Paßtor des Inneren

## Schlafstörungen

45:40

Psychische Belastungen stören einen gesunden Schlaf

Schlafstörungen können ein Zeichen erhöhter psychischer Belastungen sein. Wer ständig über Probleme nachdenken muß, findet häufig auch keinen rechten Schlaf. Ein häufiger Schlafmangel verstärkt wiederum Unausgeglichenheit und Konzentrationsstörungen. Der Griff zur Schlaftablette ist riskant, weil die regelmäßige Einnahme von Schlafmitteln eine Abhängigkeit entstehen läßt. Mit der Akupressurmassage fördern Sie die psychische Entspannung und erleichtern das Einschlafen.

### Pforte der Geisteskraft

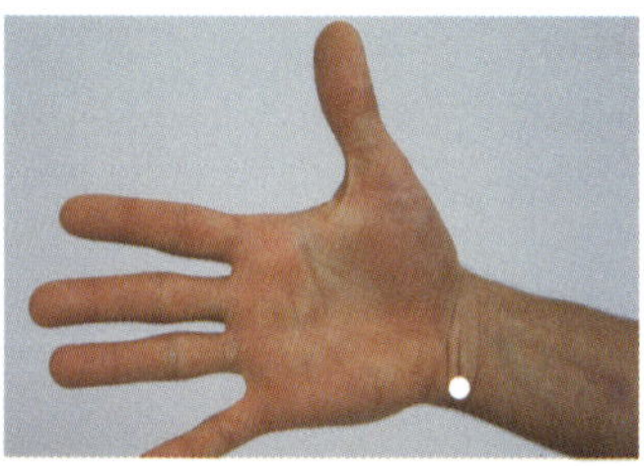

Der Punkt liegt am äußeren Ende der Handgelenksfalte

**So finden Sie den Punkt:**
Der Punkt befindet sich auf der Arminnenseite, am äußeren Ende der Beugefalte des Handgelenks.

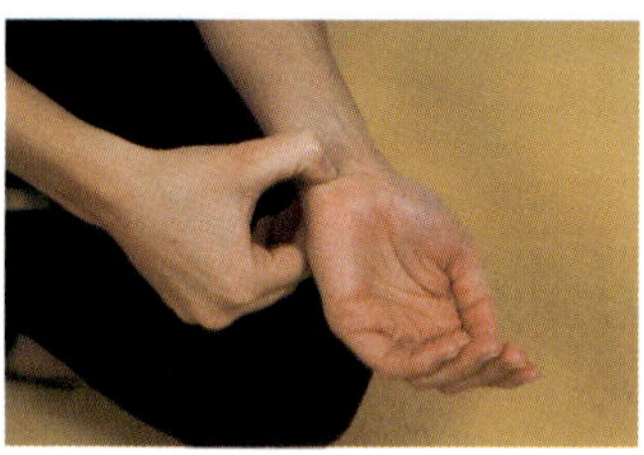

Die Handflächen erwärmen, dann zwei Minuten kreisend drücken

**So akupressieren Sie:**
*Kreisend drücken*
Bevor Sie den Punkt massieren, erwärmen Sie Ihre Hände. Reiben Sie dazu die Handflächen fest gegeneinander oder lassen Sie warmes

Wasser über Hände und Unterarme fließen. Setzen Sie dann den Daumen auf den Punkt auf und massieren Sie ihn in kleinen, kreisenden Bewegungen, jeweils ein bis zwei Minuten in beide Richtungen. Anschließend massieren Sie den Punkt am anderen Arm auf die gleiche Weise.

### Paßtor des Inneren

**So finden Sie den Punkt:**

Der Punkt liegt auf der Mitte der Arminnenseite, zwei Fingerbreit über der Handgelenksbeugefalte zwischen zwei Sehnen (siehe S. 56).

**So akupressieren Sie:**

*Kreisend drücken*

Setzen Sie Zeigefinger oder Daumen auf diesen Punkt und massieren Sie ihn ein bis zwei Minuten in kleinen, kreisenden Bewegungen, erst rechts-, dann linksherum. Anschließend behandeln Sie den Punkt am anderen Arm in der gleichen Weise.

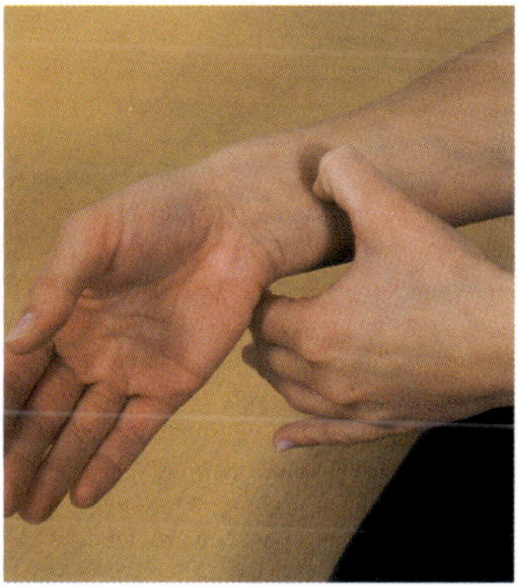

Zwei Minuten kreisend drücken

### Was sonst noch hilft

Ein warmes Bad mit Kräuterextrakten aus Hopfen und Melisse vor dem Zubettgehen oder Teezubereitungen aus diesen Kräutern wirken entspannend und schlaffördernd. Duschen Sie nach dem Bad aber nicht kalt, denn das belebt wieder. Auch ein Glas Wein oder Bier kann die Müdigkeit fördern. Weiterer Alkoholgenuß darüber hinaus bewirkt allerdings genau das Gegenteil!

Ein warmes Bad und Tee aus Melisse oder Hopfen fördern den Schlaf

Um die Entspannung im Bett zu unterstützen, können Sie ein Entspannungsverfahren erlernen, zum Beispiel Autogenes Training oder die Muskelentspannung nach Jacobson.

**Akupressurprogramm bei Schlafstörungen:**

- Pforte der Geisteskraft
- Paßtor des Inneren

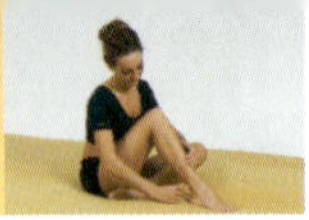

46:40

## Wohlfühlmassage

Eine Entspannung der Gesichtsmuskulatur fördert das Wohlbefinden

Das Gesicht eines Menschen wird als Spiegel seiner Seele betrachtet, denn Freude oder Kummer zeichnen sich zuerst und am stärksten in der Mimik ab. Mit einer Massage des Kopfes und des Gesichtes lösen Sie Verspannungen der Gesichtsmuskulatur und fördern darüber Ihr Wohlbefinden. Sie wirken dabei nicht spezifisch auf einzelne Punkte, sondern auf Zonen ein. Die Kopf- und Gesichtsmassage können Sie mehrmals täglich durchführen, Sie benötigen etwa sieben bis zehn Minuten Zeit. Besonders angenehm ist sie, wenn Sie sich von Ihrem Partner oder Ihrer Partnerin massieren lassen.

### Kopfhautmassage

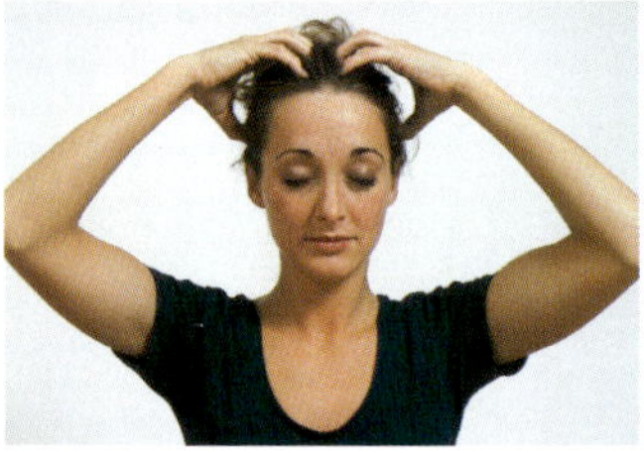

Die Kopfhaut in kleinen, kreisenden Bewegungen massieren

Legen Sie beide Hände mit gespreizten Fingern am Haaransatz auf Ihren Kopf auf. Massieren Sie die Kopfhaut mit den Fingerspitzen in kleinen, kreisenden Bewegungen, dabei wandern Sie vom Scheitel zu den Seiten. Setzen Sie etwas versetzt Richtung Hinterkopf wieder oben an und wiederholen Sie die Massage – so lange, bis Sie am Hinterkopf angelangt sind.

### Nacken ausstreichen

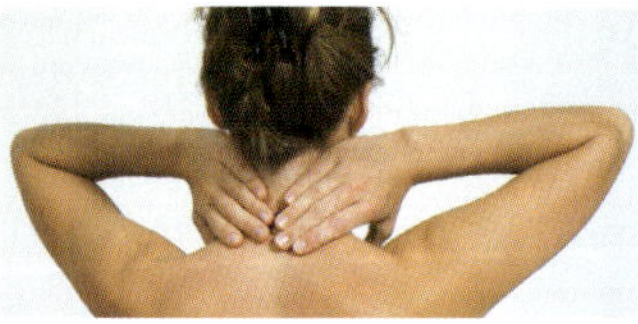

Fünf- bis zehnmal seitlich nach oben ausstreichen

Legen Sie die Handflächen mit den Fingerspitzen zueinander in den Nacken und streichen Sie ihn seitlich fünf- bis zehnmal nach oben aus.

### Stirnmassage

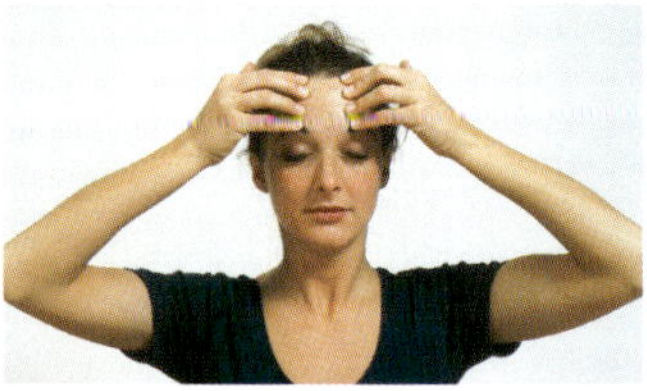

Mit leichtem Druck von der Mitte nach außen streichen

Legen Sie die Finger auf die Stirnmitte und streichen Sie mit leichtem Druck nach außen, von den Augenbrauen Strich für Strich bis zum Haaransatz.

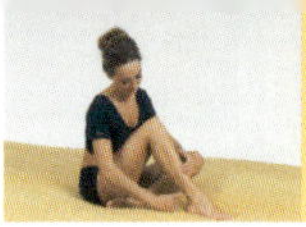

### Wangenmassage

Streichen Sie mit den Fingerspitzen von Ihrer Nase aus über die Wangenpartie nach außen. Beginnen Sie unterhalb der Augen: Streichen Sie von dort seitlich nach oben über die Schläfen bis zum Haaransatz. Massieren Sie auf diese Weise Strich für Strich bis zur Oberlippe.

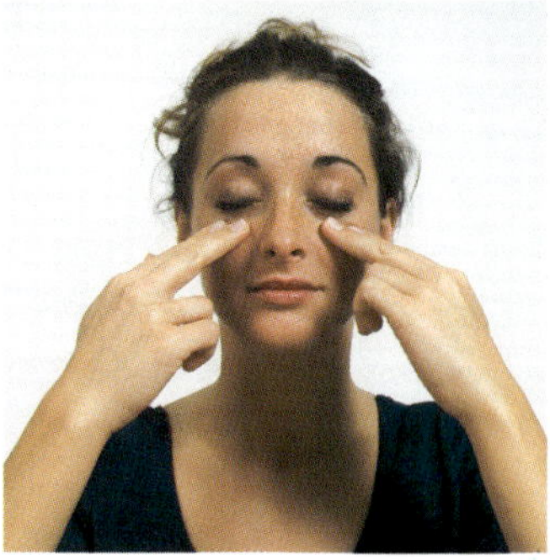

Strich für Strich von den Nasenflügeln zum Haaransatz streichen

### Kinnmassage

Streichen Sie abschließend noch von der Mitte bis zur Seite hin mehrere Male Ihre Kinnpartie aus.

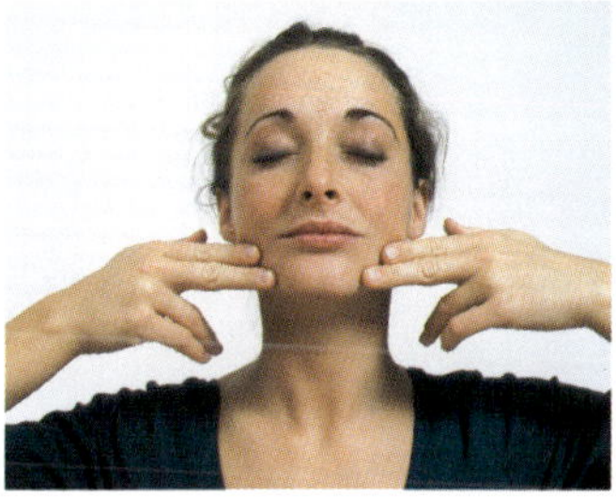

Abschließend das Kinn zur Seite hin ausstreichen

### Entspannungsübungen

Nach der Wohlfühlmassage können Sie, wenn Sie möchten, noch einige Entspannungsübungen für den Kopf- und Schulterbereich durchführen:

Drehen Sie den Kopf gestreckt langsam nach links und danach nach rechts, zu jeder Seite dreimal.

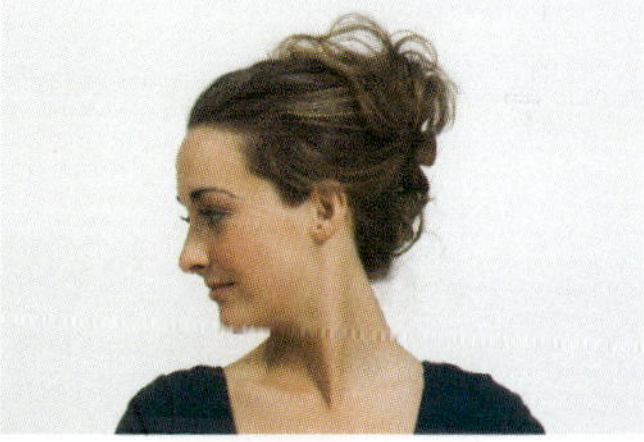

Den Kopf je dreimal nach links und rechts drehen

Legen Sie abwechselnd das Kinn auf die Brust und beugen Sie den Kopf langsam zurück, jede Seite wiederum dreimal.

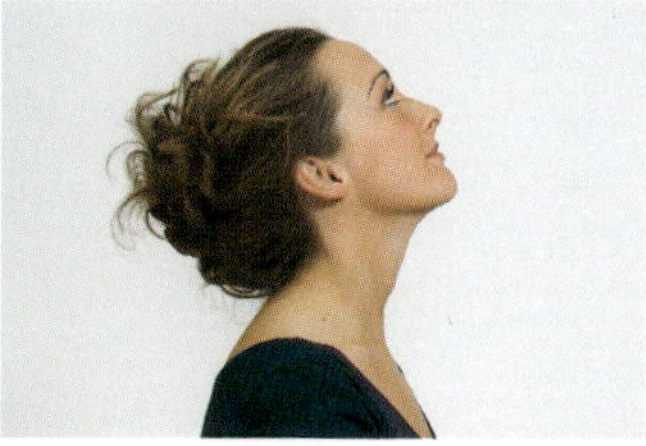

Je dreimal zur Brust und nach hinten beugen

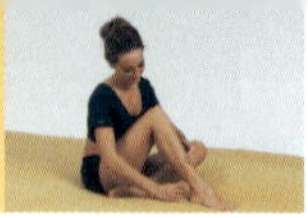

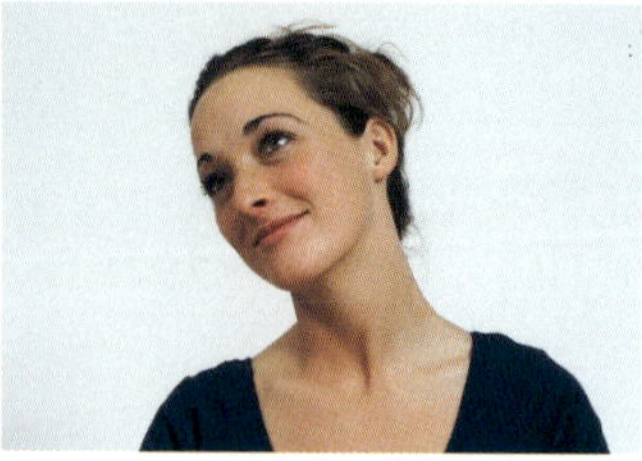

Sehr vorsichtig mit dem Kopf dreimal in jede Richtung kreisen

Führen Sie nun langsam und vorsichtig Kreise mit dem Kopf durch, kreisen Sie in jede Richtung dreimal.

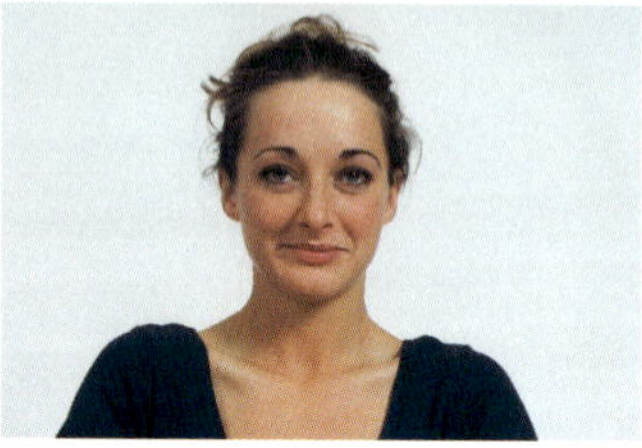

Die Schultern je fünfmal nach vorn und nach hinten kreisen

Kreisen Sie mit locker herabhängenden Armen die Schultern, fünfmal nach vorn und fünfmal nach hinten.

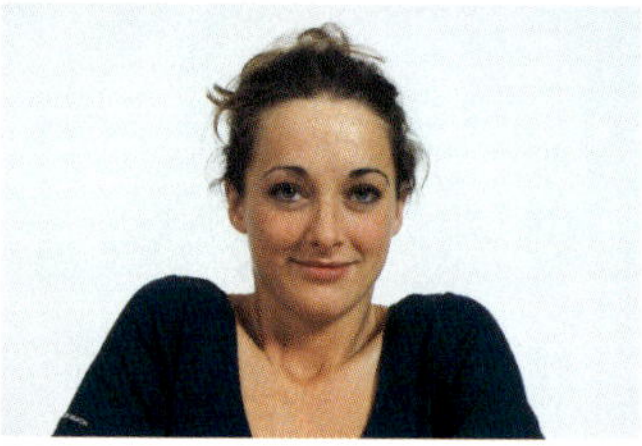

Die Schultern fünfmal hochziehen und wieder fallenlassen

Versuchen Sie zum Abschluß, die Schultern bis zu den Ohren hochzuziehen, und lassen Sie sie dann wieder fallen. Wiederholen Sie auch diese Übung fünfmal.

**Wohlfühlmassage:**

- Kopfhautmassage
- Nacken ausstreichen
- Stirnmassage
- Wangenmassage
- Kinnmassage
- Entspannungsübungen

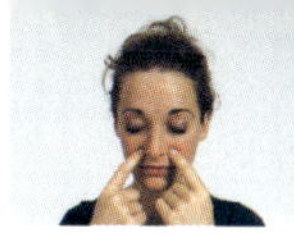



# Anhang

## Übersichtstabelle über die verwendeten Punkte

Zur Bezeichnung der Punkte: In der folgenden Tabelle sind die in den Akupressurprogrammen eingesetzten Akupunkturpunkte noch einmal in der Reihenfolge der zugehörigen Meridiane aufgeführt und durch ihre im medizinischen Bereich gebräuchlichen Abkürzungen ergänzt. Aus den Abkürzungen ist erkennbar, auf welchem Meridian ein Punkt liegt (zum Beispiel Di für Dickdarm-Meridian), und welche Position der Punkt auf diesem Meridian einnimmt (zum Beispiel Di 4 für den vierten Punkt des Dickdarm-Meridians). Die Tabelle gibt einen Überblick über die in diesem Buch verwendeten Punkte und erleichtert den Vergleich mit der weiterführenden und Fachliteratur.

| Name des Punktes (Kurzbezeichnung) | Punktlokalisation | Anwendungsgebiete | ![1] |
|---|---|---|---|
| 3-Erwärmer-Meridian (3 E) | | | |
| Paßtor des Äußeren (3 E 5) | 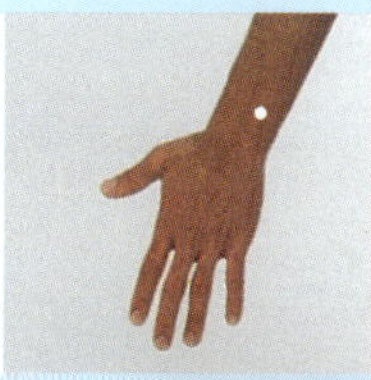 | Stirn- und Kieferhöhlenentzündung, Tennisellbogen, Bauchschmerzen und Magenbeschwerden, Verstopfung | |
| Himmelsbrunnen (3 E 10) | 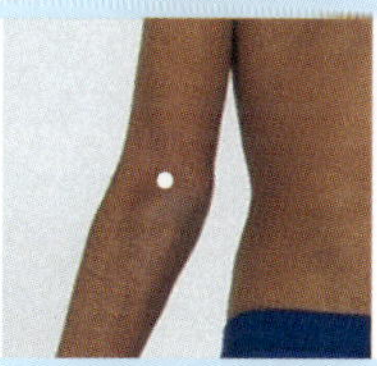 | Tennisellbogen | |

[1] ! = Nicht in der Schwangerschaft behandeln!

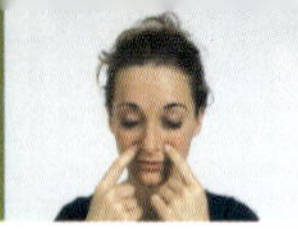

| **Name des Punktes (Kurzbezeichnung)** | **Punktlokalisation** | **Anwendungsgebiete** | **![1]** |
|---|---|---|---|
| Blasen-Meridian (B) | | | |
| Unterstützung der Muskelberge (B 57) | 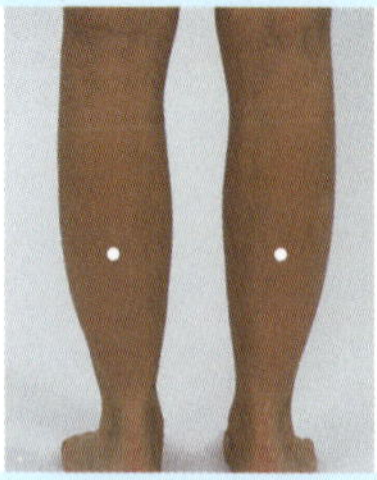 | Nackensteifigkeit | |
| Dickdarm-Meridian (Di) | | | |
| Tal am Zusammenschluß (Di 4) | 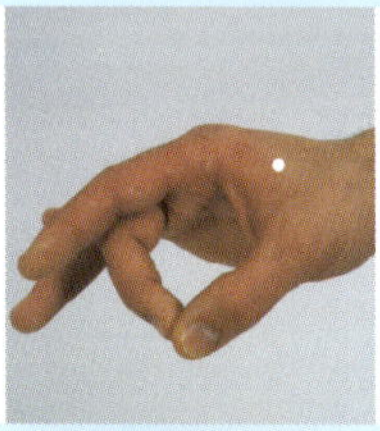 | Erkältung/grippale Infekte, Stirn-/Kieferhöhlenentzündung, Bronchitis, Kopfschmerzen, Nackensteifigkeit, Tennisellbogen | ! |
| Gekrümmter Teich (Di 11) | 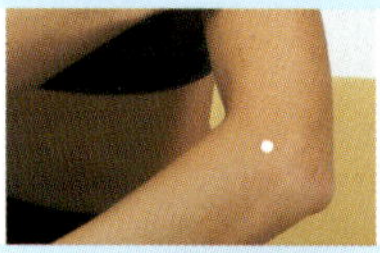 | Tennisellbogen | |
| Vorderer Schulterknochen (Di 15) | 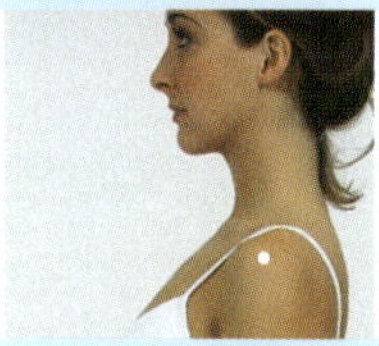 | Tennisellbogen | |
| Die Düfte empfangen (Di 20) | 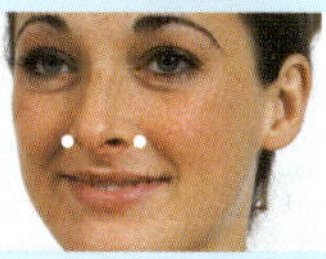 | Erkältung und grippale Infekte | |
| Gallenblasen-Meridian (Gb) | | | |
| Teich des Windes (Gb 20) | 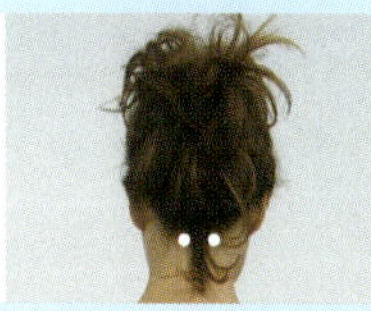 | Stirn- und Kieferhöhlenentzündung, Bronchitis, Kopfschmerzen, Nackensteifigkeit | ! |

[1] **!** = Nicht in der Schwangerschaft behandeln!

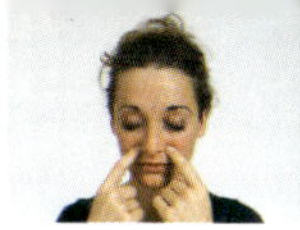



| Name des Punktes (Kurzbezeichnung) | Punktlokalisation | Anwendungsgebiete | ![1] |
|---|---|---|---|
| Schulterbrunnen (Gb 21) | 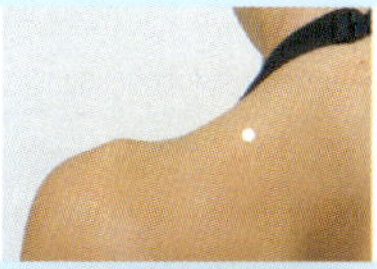 | Nackensteifigkeit | ! |
| Sich biegen und springen (Gb 30) | 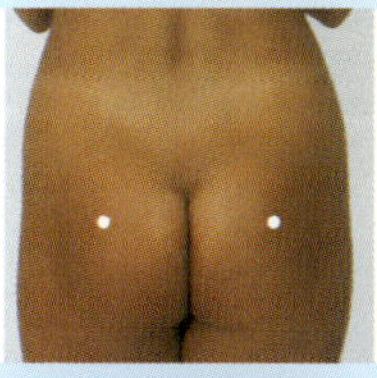 | Hexenschuß | |
| Aufgehängtes Glöckchen (Gb 39) | 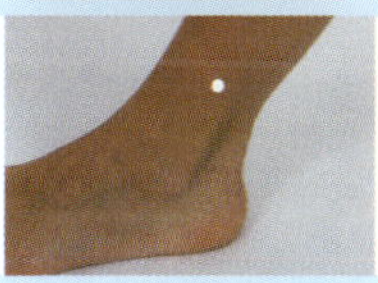 | Nackensteifigkeit | |
| **Herz-Meridian (H)** | | | |
| Pforte der Geisteskraft (H 7) | 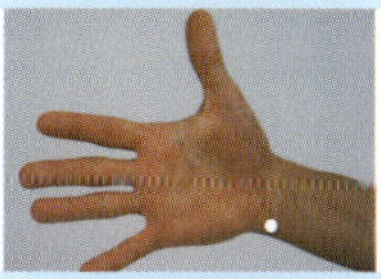 | Schlafstörungen | |
| **Ren Mai (Ren)** | | | |
| Angelpunkt aller Ursprünge (Ren 4) | 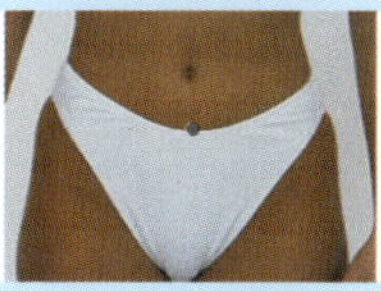 | Erschöpfung | ! |
| **Perikard-Kreislauf-Meridian (Pe)** | | | |
| Paßtor des Inneren (Pe 6) | 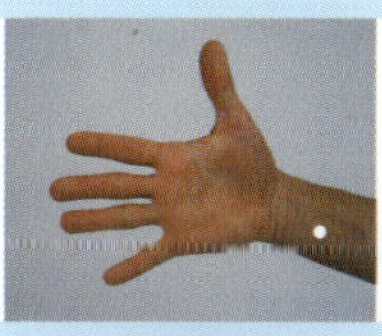 | Tennisellbogen, Bauchschmerzen und Magenbeschwerden, Verstopfung, Übelkeit, Schlafstörungen | |
| **Leber-Meridian (Le)** | | | |
| Großes Heranstürmen (Le 3) | 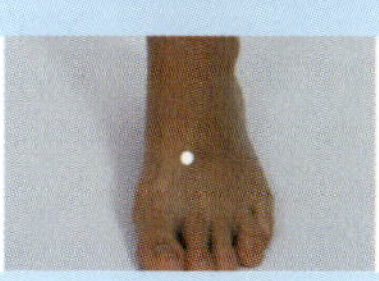 | Kopfschmerzen, Bauchschmerzen, Blasenentzündung | |

[1] ! = Nicht in der Schwangerschaft behandeln!

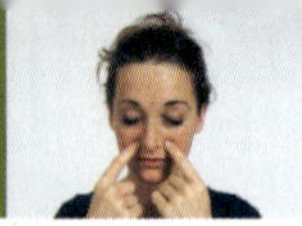

| Name des Punktes (Kurzbezeichnung) | Punktlokalisation | Anwendungsgebiete | ![1] |
|---|---|---|---|
| **Du Mai (Du)** | | | |
| Yang-Paßtor des Lendenbereichs (Du 3) | 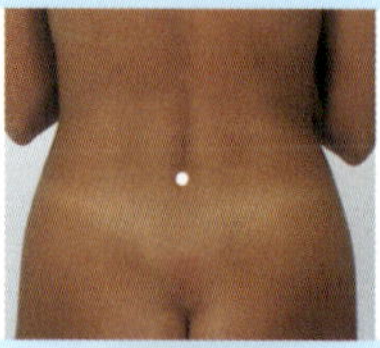 | Erkältung und grippale Infekte, Bronchitis, Hexenschuß | ! |
| Großer Wirbel (Du 14) | 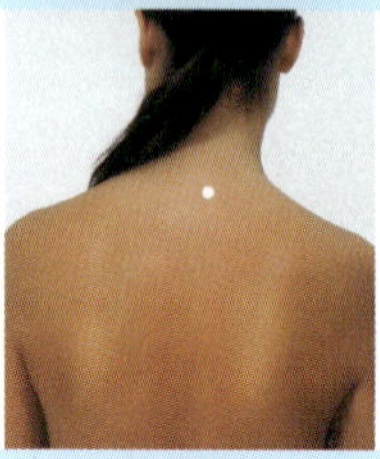 | Erkältung und grippale Infekte, Bronchitis, Hexenschuß | |
| Hundert Treffen (Du 20) | 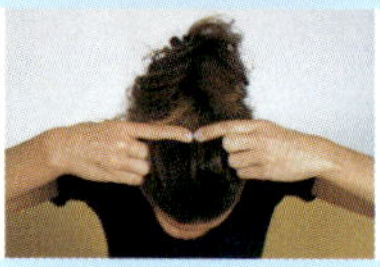 | Kopfschmerzen | |
| **Lungen-Meridian (Lu)** | | | |
| Residenz der Mitte (Lu 1) | 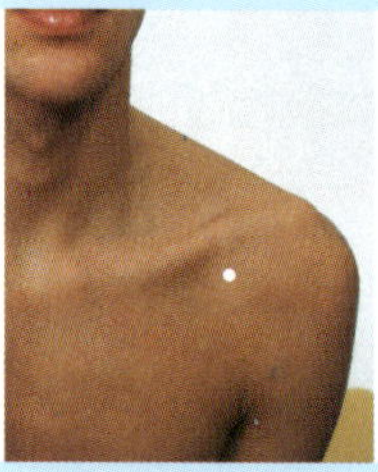 | Stirn- und Kieferhöhlenentzündung | |
| Wolkenbruch (Lu 7) | 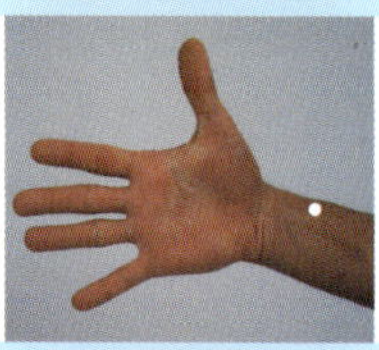 | Erkältung und grippale Infekte, Stirn- und Kieferhöhlenentzündung, Tennisellbogen | |
| Äußerst tiefes Wasser (Lu 9) | 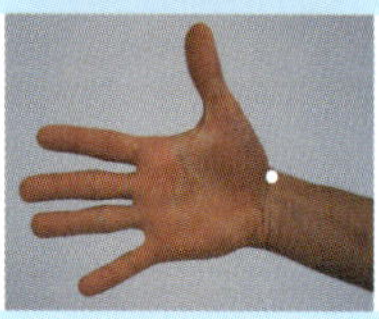 | Erkältung und grippale Infekte | |

[1] ! = Nicht in der Schwangerschaft behandeln!

| Name des Punktes (Kurzbezeichnung) | Punktlokalisation | Anwendungsgebiete | ![1] |
|---|---|---|---|
| **Magen-Meridian (M)** | | | |
| Wasserwege (M 28) | 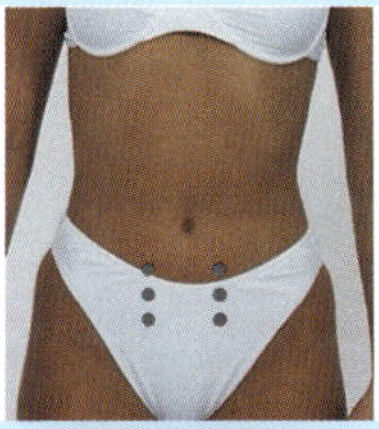 | Menstruations-beschwerden | ! |
| Rückkehr (M 29) | | | ! |
| Heranstürmendes Qi (M 30) | | | ! |
| Drei Längen zum Fuß (M 36) | 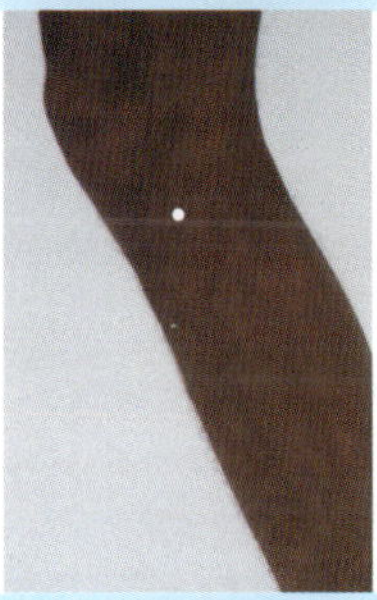 | Stirn- und Kieferhöhlenentzündung, Bronchitis, Kopfschmerzen, Bauchschmerzen, Verstopfung, Menstruationsbeschwerden, Blasenentzündung, Erschöpfung | |
| **Milz-Pankreas-Meridian (Mi)** | | | |
| Kreuzung der drei Yin-Bahnen (Mi 6) | 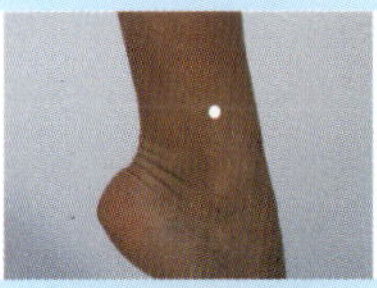 | Bronchitis, Menstruationsbeschwerden, Blasenentzündung | ! |
| **Extrapunkte (Ex)** | | | |
| Siegelhalle (Ex-KH 3) | 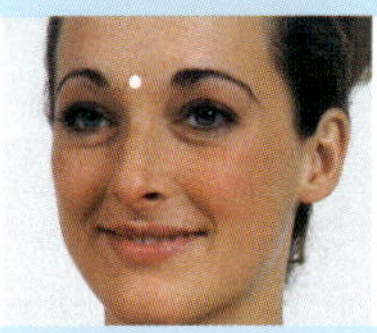 | Erkältung und grippale Infekte, Stirn- und Kieferhöhlenentzündung, Bronchitis | |

[1] ! = Nicht in der Schwangerschaft behandeln!

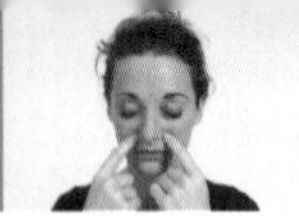

# Bücher zum Thema

**Foen Tjoeng Lie, Skopek, Heidemarie:** Chinesische Heilmassage. Tuina-Therapie – Akupressur. Wien, München, Bern 1992.

**Hin, Kuan:** Chinesische Massage und Akupressur. Reinbek 1997.

**Lian, Yu-Lin u.a.:** Seirin-Bildatlas der Akupunktur. Darstellung der Akupunkturpunkte. Hrsg. von Hans Ogal und Wolfram Stör. Köln, 1999.

**Weitere sehBücher der Wellness-Reihe:**

**Cernaj, Ingeborg:** Alles Gute für die Schwangerschaft. Köln 1999.

**Cernaj, Ingeborg:** Wasser – Quelle der Gesundheit. Köln 1998.

**Cernaj, Ingeborg; Kolster, Bernard C.:** Balance – streßfrei und entspannt in Minuten. Köln 1998.

**Frey, Stefan:** Tai Chi. Wohlfühlen durch chinesische Bewegungskunst. Köln 1999.

**Glaeser, Gesine:** Yoga. Harmonie von Körper, Geist und Seele. Köln 1999.

**Henseling, Jörg; Zech, Silke:** Samba, Salsa und Co. Köln 1999.

**Janetzky, Monika:** Alles Gute für das Baby. Köln 1999.

**Kolster, Bernard C.:** Fußreflexzonenmassage. Köln 1998.

**Kolster, Bernard C.:** Partnermassage. Köln 1998.

**Kolster, Bernard C.:** Shiatsu. Köln 1998.

**Kolster, Bernard C.; Frank, Astrid:** Gutes für jeden Rücken. Köln 1998.

**Sieland, Petra:** Inline Skating. Köln 1999.

Für die Ausstattung danken wir der Firma Intersport Begro in Marburg.

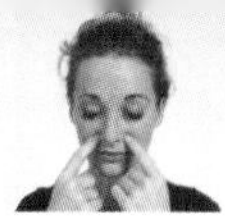



# Sachregister